Guide ultime pour comprendre les hormones féminines

L'orchestre des hormones

Imaginez un réseau vaste et complexe de minuscules messagers, chacun porteur d'un message spécifique, voyageant à travers votre corps, orchestrant une symphonie de fonctions vitales. C'est le monde du système endocrinien, un remarquable réseau d'organes et de fonctions.
des glandes qui produisent et libèrent des hormones, agissant comme des messagers chimiques qui régulent tout, de l'humeur et du métabolisme à la croissance et à la santé reproductive.

Le système endocrinien est comme un orchestre bien coordonné, chaque glande jouant un rôle crucial dans le maintien de l'harmonie. Cet orchestre d'hormones est essentiel à la vie, car il assure le fonctionnement harmonieux et efficace de l'organisme. Plongeons dans ce monde fascinant et découvrons comment ce système complexe opère sa magie.

Les maîtres d'orchestre : Les glandes endocrines

Le système endocrinien est constitué d'un ensemble de glandes disséminées dans tout le corps. Ces glandes sont comme les musiciens de notre orchestre hormonal, chacune étant spécialisée dans la production d'un type d'hormone spécifique. Certaines des principales
Parmi les musiciens de cet orchestre, on peut citer

La glande pituitaire : Souvent appelée "maître", la glande L'hypophyse, située à la base du cerveau, produit une variété d'hormones qui contrôlent d'autres glandes endocrines. Elle est comme le chef d'orchestre, qui dirige les autres musiciens pour qu'ils jouent leur rôle.

La glande thyroïde : Située dans le cou, la glande thyroïde produit des hormones qui régulent le métabolisme, influençant les niveaux d'énergie, le rythme cardiaque et la température corporelle. La glande thyroïde est comme une section de percussion qui fournit le battement rythmique qui permet à l'organisme de fonctionner correctement. permet à l'orchestre de continuer à fonctionner.

Les glandes parathyroïdes : Quatre glandes minuscules situées près de la thyroïde, les glandes parathyroïdes produisent une hormone qui contrôle le taux de calcium dans le sang. C'est comme la section des cordes, qui joue un rôle vital dans le maintien de l'harmonie générale de l'orchestre.

Les glandes surrénales : Situées au sommet de chaque rein, les glandes surrénales produisent des hormones comme le cortisol, qui aide à réguler la réponse au stress, et l'aldostérone, qui contrôle la tension artérielle. C'est un peu comme la section des cuivres, qui ajoute une couche puissante et vitale au son de l'orchestre.

Le pancréas : Cet organe est situé dans l'abdomen, produit de l'insuline et du glucagon, des hormones qui régulent le taux de sucre dans le sang. C'est comme la section des bois, qui ajoute un équilibre délicat et essentiel à la performance de l'orchestre.

Les ovaires (chez les femmes) : Ces organes reproducteurs produisent des œstrogènes et de la progestérone, hormones qui régulent le cycle menstruel, influencent les caractères sexuels secondaires et jouent un rôle crucial dans la grossesse. C'est comme si les solistes vocaux ajoutaient une mélodie unique et puissante à la composition de l'orchestre.

Les testicules (chez les hommes) : Ces organes reproducteurs produisent de la testostérone, la principale hormone sexuelle masculine qui influence la masse musculaire, la densité osseuse et les caractéristiques sexuelles. La testostérone est comme les solistes invités, ajoutant un son distinct et essentiel à l'ensemble de la performance.

Le langage des hormones : Les messagers chimiques

Les hormones sont comme de minuscules messagers chimiques qui circulent dans le sang, transmettant des instructions d'une partie de l'organisme à l'autre. Elles sont incroyablement puissantes, même en quantités infimes, et exercent de puissants effets sur
différents tissus et organes. Les hormones sont comme les notes d'une composition musicale, chacune ayant une fréquence et un impact spécifiques, créant une symphonie de fonctions corporelles.

Imaginez, par exemple, comment un pic d'adrénaline, produit par les glandes surrénales, lors d'une situation de stress, peut entraîner une accélération du rythme cardiaque, une respiration rapide et une vigilance accrue. Ce n'est qu'un exemple de la façon dont les hormones peuvent influencent les réactions de votre corps.

L'importance de l'équilibre : Maintenir l'harmonie hormonale

Le système endocrinien est une danse délicate d'équilibre. Tout comme un orchestre bien accordé nécessite que chaque instrument joue en harmonie, votre système endocrinien a besoin que chaque hormone soit présente en quantité suffisante au bon moment. Ce délicat
L'équilibre est essentiel au maintien de la santé et du bien-être général.

Un déséquilibre hormonal peut entraîner toute une série de problèmes de santé. Imaginez que la section des percussions de notre orchestre joue trop fort, étouffant les autres instruments et créant un son discordant. De même,
Les déséquilibres hormonaux peuvent se manifester par des symptômes tels que la fatigue, les sautes d'humeur, les fluctuations de poids, les troubles du sommeil et même les problèmes de fertilité.

Fluctuations hormonales : Les rythmes naturels de la vie

Les taux d'hormones ne sont pas statiques. Ils fluctuent naturellement tout au long de la vie, sous l'influence de facteurs tels que l'âge, la génétique, le mode de vie et même le moment de la journée. Ce flux et reflux d'hormones est essentiel pour les différentes étapes de la vie, telles que la puberté, la grossesse et la ménopause.

Tout comme une composition musicale évolue à travers différents mouvements, notre symphonie hormonale subit des changements tout au long de notre vie, façonnant nos expériences physiques et émotionnelles. Il est essentiel de comprendre ces fluctuations naturelles pour savoir quand quelque chose n'est pas synchronisé.

Le rôle de l'hypothalamus et de l'hypophyse : L'assistant du chef d'orchestre

L'hypothalamus et l'hypophyse travaillent ensemble pour régulent le système endocrinien, formant un réseau complexe de communication qui assure un fonctionnement optimal. L'hypothalamus, situé dans le cerveau, reçoit des informations du corps sur des éléments tels que le niveau de stress, la température et même les émotions. Il transmet ensuite ces messages à l'hypophyse, qui joue le rôle de chef d'orchestre en ordonnant à d'autres glandes de produire des hormones spécifiques.

L'hypothalamus est la partition du maestro, qui contient le plan de l'ensemble du spectacle. Il envoie des signaux à

l'hypophyse, l'assistant du chef d'orchestre, qui à son tour donne des instructions à la
les autres musiciens, les glandes endocrines, à jouer leur rôle.

Le pouvoir des boucles de rétroaction : Maintenir l'harmonie hormonale

Le système endocrinien fonctionne grâce à un système complexe de boucles de rétroaction. Ces boucles fonctionnent comme un thermostat, surveillant constamment les niveaux d'hormones et ajustant la production en conséquence. Par exemple, si votre glycémie
baisse, le pancréas libère de l'insuline, ce qui incite les cellules à absorber le glucose du sang, rétablissant ainsi l'équilibre.

Ces boucles de rétroaction agissent comme le mécanisme d'ajustement de l'orchestre, garantissant que le volume et le tempo sont justes. Elles surveillent et ajustent constamment les niveaux d'hormones, maintenant un équilibre délicat qui permet à votre corps de fonctionner de manière optimale.

Facteurs influençant l'équilibre hormonal : La répétition de l'orchestre

Différents facteurs peuvent influencer le système endocrinien et L'équilibre hormonal, tout comme un orchestre bien rodé, dépend de plusieurs éléments pour une performance sans faille. Ces éléments sont les suivants
Les facteurs sont les suivants

La génétique : Tout comme le talent musical peut être hérité, certaines tendances hormonales sont transmises

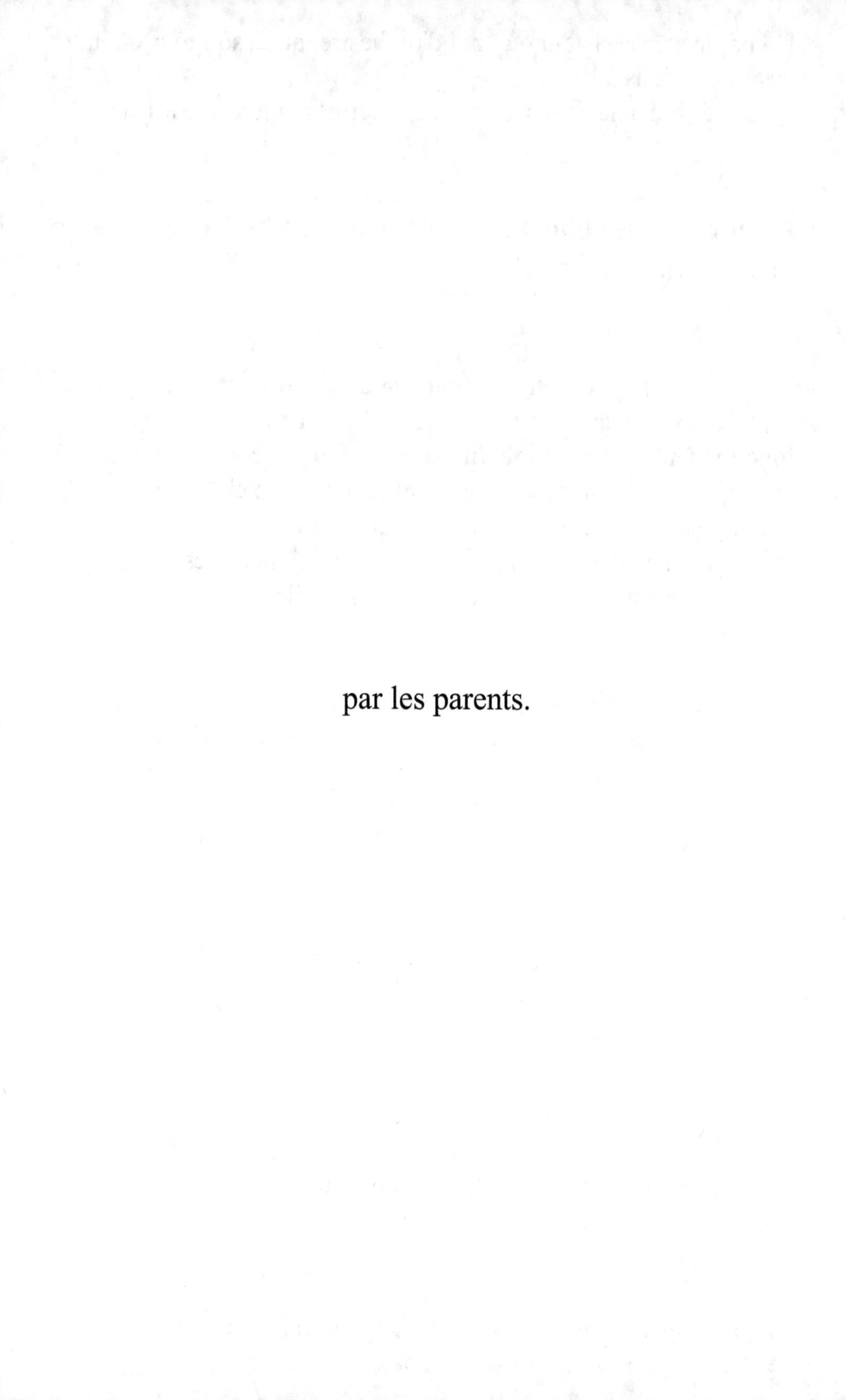

par les parents.

Âge : les niveaux d'hormones changent naturellement avec l'âge, avec des changements importants pendant la puberté, la grossesse et la ménopause. C'est comme si le répertoire de l'orchestre changeait avec le temps.

Le mode de vie : Vos habitudes quotidiennes, notamment en matière d'alimentation, d'exercice, de sommeil et de gestion du stress, ont un impact profond sur votre santé. l'équilibre hormonal. C'est comme la routine d'entraînement de l'orchestre, qui affecte la qualité de la performance.

L'environnement : L'exposition aux toxines, aux pesticides et aux produits chimiques perturbateurs d'hormones peut interférer avec votre système endocrinien. l'harmonie du système. C'est comme l'espace de répétition de l'orchestre, avec des facteurs qui peuvent entraver sa performance.

L'importance de comprendre votre symphonie hormonale

En comprenant le fonctionnement complexe de votre système endocrinien et les différents facteurs qui influencent l'équilibre hormonal, vous pouvez vous donner les moyens de prendre des décisions en connaissance de cause. des choix qui favorisent une santé et un bien-être optimaux. Le présent Les connaissances sont comme les notes de programme du chef d'orchestre, elles fournissent des informations sur la composition musicale, ce qui vous permet de apprécier les subtilités de la performance.

Dans les chapitres suivants, nous explorerons les principaux acteurs de la symphonie hormonale, en nous penchant sur les rôles spécifiques des œstrogènes, de la progestérone, de la testostérone et d'autres hormones importantes. Nous aborderons également les rythmes complexes du cycle menstruel, les montagnes russes émotionnelles des hormones et de l'humeur, et le carburant de la vie - l'influence des hormones sur votre niveau d'énergie. Ensemble, nous partirons à la découverte de la symphonie complexe de votre corps.

hormones et d'acquérir les connaissances nécessaires pour faire face aux fluctuations naturelles de la vie.

Œstrogènes Progestérone Testostérone et autres

Notre corps est un orchestre complexe, dont chaque système joue un rôle crucial dans le maintien de l'harmonie. Le système endocrinien, qui est le chef d'orchestre de cette symphonie, orchestre une série d'actions et d'événements. Le système nerveux central est un équilibre délicat d'hormones qui influencent tous les aspects de notre bien-être. Ces messagers chimiques, produits par des glandes spécialisées, circulent dans le sang, agissant comme des signaux complexes qui régulent notre croissance, notre métabolisme, notre reproduction et notre santé en général.

Plongeons dans le monde des acteurs clés de cet orchestre hormonal :

Les œstrogènes : Souvent appelée hormone "féminine", l'œstrogène joue un rôle essentiel dans de nombreux processus physiologiques. Il est principalement produit par les ovaires, de plus petites quantités étant synthétisées par les glandes surrénales.
L'influence des œstrogènes est considérable, allant du développement des caractères sexuels secondaires pendant la puberté à la régulation du cycle menstruel. Les œstrogènes
est essentielle à la croissance et au maintien des organes reproducteurs, y compris l'utérus, le vagin et les seins.

Les œstrogènes jouent également un rôle crucial dans la santé des os, en contribuant au maintien de la densité osseuse et en réduisant le risque d'ostéoporose. Au-delà de ses fonctions reproductives, l'œstrogène contribue à la santé de la peau, des cheveux et même des fonctions cérébrales. Il joue un rôle dans la régulation de l'humeur, influençant le bien-être émotionnel et l'humeur.
la fonction cognitive.

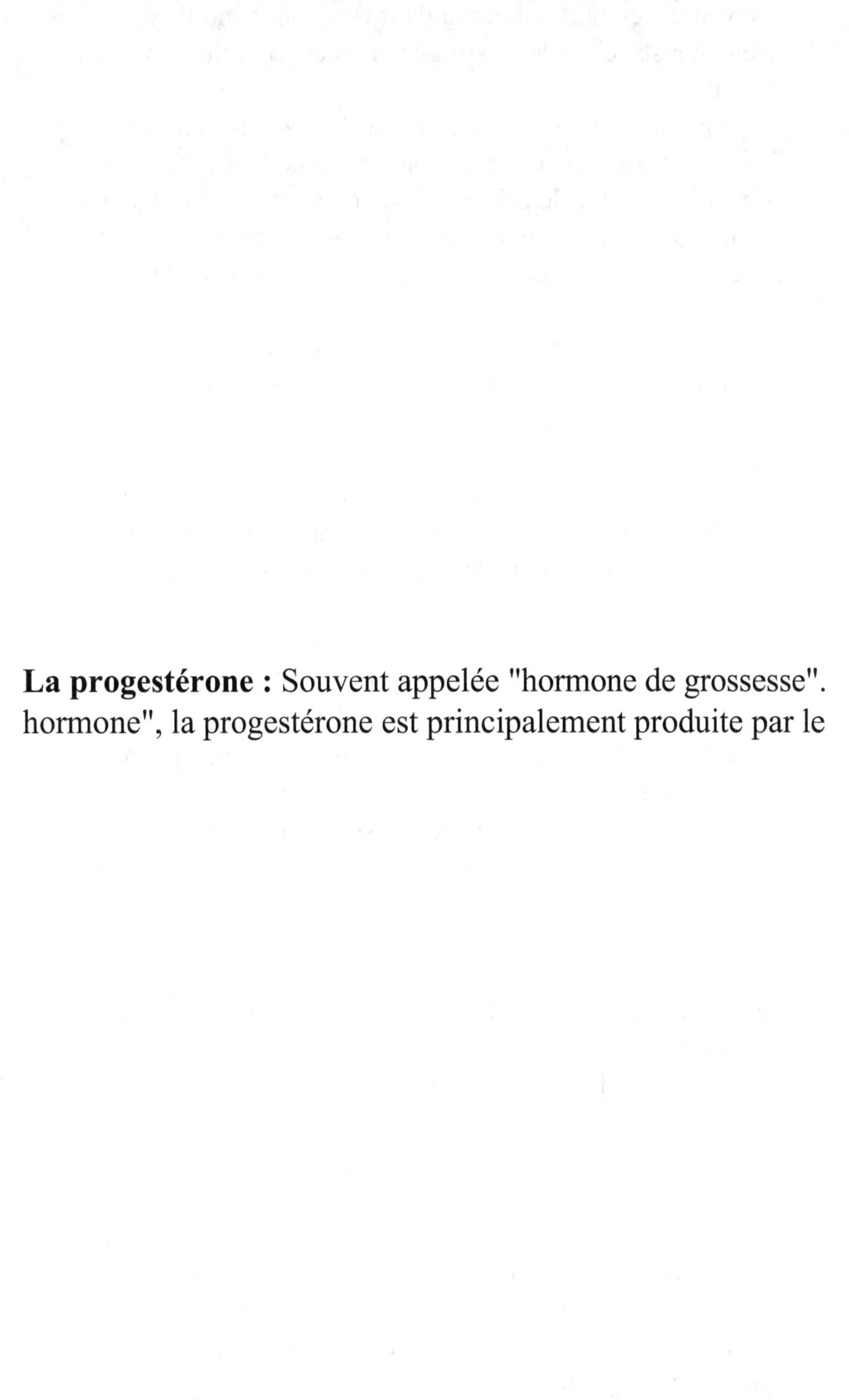

La progestérone : Souvent appelée "hormone de grossesse".
hormone", la progestérone est principalement produite par le

les ovaires, en particulier pendant la seconde moitié du cycle menstruel. Si les œstrogènes jouent un rôle important dans la préparation des
La progestérone, qui est utilisée par l'organisme en vue d'une grossesse, occupe une place centrale lors de la conception. Son rôle principal est de maintenir la muqueuse utérine, créant ainsi un environnement propice à l'implantation et au développement d'un œuf fécondé.

L'influence de la progestérone s'étend au-delà de la grossesse et concerne divers aspects de la santé de la femme. Elle contribue à
réguler le cycle menstruel, en contribuant à l'épaississement et à l'élimination de la muqueuse utérine. La progestérone joue également un rôle dans le développement des seins et joue un rôle crucial dans la régulation de l'humeur et du sommeil.

La testostérone : Souvent associée à la masculinité,
La testostérone joue un rôle essentiel chez l'homme et la femme. Bien qu'elle soit produite en plus petites quantités chez les femmes,
La testostérone est une hormone essentielle qui influence la masse musculaire, la densité osseuse et les niveaux d'énergie. Elle joue également un rôle dans la libido et la vitalité générale.

La testostérone est principalement produite par les ovaires et les glandes surrénales chez les femmes. Bien que ses niveaux soient inférieurs à ceux des hommes, sa présence est essentielle pour maintenir une masse musculaire saine, favoriser la solidité des os et contribuer à un sentiment de bien-être.

Autres acteurs hormonaux : Si les œstrogènes, la progestérone et la testostérone sont les vedettes de la scène hormonale, d'autres acteurs clés contribuent à la symphonie de notre santé.

Hormones thyroïdiennes : Ces hormones, produites par la glande thyroïde, régulent notre métabolisme et ont un impact sur les niveaux d'énergie, la gestion du poids et les fonctions corporelles générales. **Insuline :** cette hormone, sécrétée par le pancréas, régule le taux de sucre dans le sang et joue un rôle essentiel dans la production d'énergie.

la production et le stockage.

Le cortisol : Souvent appelé "hormone du stress", le cortisol est produit par les glandes surrénales et joue un rôle crucial dans la régulation de la réponse de l'organisme au stress. Il influence également la glycémie, la tension artérielle et la fonction immunitaire.

La danse de l'interconnexion : Ces hormones ne fonctionnent pas de manière isolée. Elles s'engagent dans une danse complexe d'interconnexion, influençant et régulant l'activité de chacune d'entre elles. Cet équilibre délicat est essentiel au maintien d'une santé optimale.

Par exemple, les niveaux d'œstrogène et de progestérone fluctuent tout au long du cycle menstruel, influençant leurs actions respectives et contribuant aux changements cycliques d'une femme.

expériences. L'augmentation des œstrogènes prépare la muqueuse utérine à une grossesse potentielle, tandis que l'augmentation de la progestérone pendant la phase lutéale aide à maintenir cette muqueuse en cas de fécondation.

Fluctuations hormonales : Tout au long de la vie d'une femme, sa symphonie hormonale subit des transitions qui se traduisent par des phases de changement distinctes. De la poussée hormonale de la puberté, qui marque le passage à l'âge adulte, aux changements hormonaux de la grossesse et du post-partum, chaque phase de la vie d'une femme est une phase de transition.

est synonyme de défis et d'opportunités uniques.

La période précédant la ménopause, appelée périménopause, entraîne une baisse progressive de la production d'œstrogènes et de progestérone, déclenchant une série de symptômes qui peuvent affecter le bien-être physique et émotionnel.

La ménopause, qui marque la fin des menstruations, signifie un changement important dans le paysage hormonal d'une femme, nécessitant une adaptation et des ajustements pour maintenir une santé optimale.

Comprendre la symphonie : La symphonie des
Les hormones jouent un rôle crucial dans le façonnement de
notre paysage physique et émotionnel. La compréhension de
ce réseau complexe de messagers chimiques nous permet de
prendre en charge notre santé et notre bien-être.

En apprenant à connaître le rôle de ces acteurs clés et leurs
interactions, nous pouvons faire des choix éclairés
concernant notre mode de vie, notre alimentation et nos
soins de santé, favorisant ainsi un équilibre hormonal sain et
harmonieux tout au long de notre vie. Ce voyage vers la
compréhension de nos hormones est un voyage de
responsabilisation, qui nous permet d'embrasser la
symphonie de notre corps et de vivre notre vie avec une plus
grande conscience et un plus grand bien-être.

La danse rythmique des hormones

Les montagnes russes émotionnelles

Le lien entre les hormones et l'humeur s'apparente à une danse complexe, où les fluctuations des niveaux hormonaux peuvent influencer de manière significative nos états émotionnels. Tout comme un chef d'orchestre, notre système endocrinien
orchestre la libération d'hormones qui influencent notre humeur, notre niveau d'énergie et notre bien-être général. Bien que cette danse soit
complexe et souvent subtile, il est essentiel de comprendre son fonctionnement.
pour naviguer dans les montagnes russes émotionnelles qui peuvent accompagner les changements hormonaux.

L'un des exemples les plus connus est le syndrome prémenstruel. Le syndrome prémenstruel (SPM) est une constellation de symptômes qui surviennent souvent dans les jours précédant la menstruation. Le syndrome prémenstruel se caractérise souvent par des sautes d'humeur, de l'irritabilité, de l'anxiété, de la dépression et même des symptômes physiques tels que les ballonnements, la sensibilité des seins et la fatigue. Le coupable de ces troubles émotionnels est le syndrome prémenstruel.
est la fluctuation des niveaux d'œstrogène et de progestérone au cours du cycle menstruel.

Lorsque les niveaux d'œstrogènes diminuent et que les niveaux de progestérone augmentent pendant la phase lutéale (la période entre l'ovulation et la menstruation), notre corps subit un changement dans l'équilibre hormonal. Ces fluctuations peuvent déclencher une cascade de réactions dans le cerveau, influençant des neurotransmetteurs comme la sérotonine et la dopamine, qui jouent un rôle crucial dans la régulation de l'humeur et du bien-être. Une diminution de la sérotonine, connue sous le nom d'"hormone du bonheur", peut contribuer à des sentiments de tristesse, d'irritabilité et d'anxiété, tandis qu'une diminution de la dopamine, associée au plaisir et à la motivation, peut entraîner de la fatigue et un manque de motivation.

Au-delà du syndrome prémenstruel, les fluctuations hormonales peuvent avoir un impact sur notre santé.
émotions tout au long du cycle menstruel. Pendant l'ovulation, lorsque les niveaux d'œstrogènes sont à leur maximum, de nombreuses femmes déclarent se sentir plus énergiques, plus confiantes et plus réceptives sur le plan sexuel. Ce regain d'énergie et d'humeur est attribué à la poussée d'œstrogènes, qui a un impact positif sur les neurotransmetteurs tels que la sérotonine. Cependant, au fur et à mesure que le cycle avance et que les niveaux d'œstrogènes diminuent, les changements d'humeur peuvent devenir plus prononcés.

L'impact des fluctuations hormonales sur l'humeur ne se limite pas au cycle menstruel. La grossesse, le post-partum, la périménopause et la ménopause sont également des périodes caractérisées par des changements hormonaux importants qui peuvent influencer le bien-être émotionnel. La montée en flèche des œstrogènes et de la progestérone pendant la grossesse, tout comme la baisse du taux de cholestérol, peuvent avoir des répercussions sur l'humeur. Les changements hormonaux, responsables du miracle de la vie, peuvent également contribuer aux sautes d'humeur, à l'anxiété et même à la dépression. Ces changements hormonaux continuent d'affecter le corps après l'accouchement, entraînant une large gamme d'émotions associées à la période post-partum.

Lorsque les femmes approchent de la périménopause et de la ménopause, les niveaux d'œstrogènes diminuent de manière significative, ce qui a un impact non seulement sur les symptômes physiques tels que les bouffées de chaleur et les sueurs nocturnes, mais aussi sur la régulation de l'humeur. La baisse des œstrogènes peut affecter
des neurotransmetteurs comme la sérotonine et la dopamine, ce qui entraîne des sautes d'humeur, de l'irritabilité, de l'anxiété et même de la dépression.

Si les fluctuations hormonales font naturellement partie de

la vie d'une femme, elles peuvent créer des difficultés qui
ont un impact significatif sur le bien-être émotionnel.
Comprendre ces fluctuations hormonales
La compréhension des fluctuations hormonales et de leur
impact sur l'humeur peut permettre aux femmes de traverser
ces transitions en étant mieux informées et en adoptant des
stratégies d'adaptation. En comprenant le lien entre les
hormones et l'humeur, les femmes peuvent développer des
stratégies pour
gérer les symptômes émotionnels, améliorer leur bien-être général

Les personnes âgées ont besoin d'un équilibre émotionnel à tous les stades de leur vie.

Par exemple, l'intégration de techniques de réduction du stress telles que la méditation, le yoga et les exercices de respiration profonde peut aider à réduire le stress.
régulent la production de cortisol, l'hormone du stress, qui peut avoir un impact significatif sur la régulation de l'humeur. Le maintien d'une alimentation équilibrée, riche en fruits, légumes et céréales complètes, peut fournir des nutriments essentiels qui soutiennent l'équilibre hormonal et favorisent la stabilité émotionnelle. Régulièrement L'exercice physique peut augmenter les niveaux de sérotonine et de dopamine, ce qui améliore l'humeur et favorise le sentiment de bien-être.

Il est essentiel de demander l'aide d'un gynécologue, d'un endocrinologue ou d'un professionnel de la santé mentale pour surmonter ces difficultés émotionnelles. Ils peuvent fournir des conseils personnalisés, recommander des options de traitement appropriées et aider les femmes à développer des stratégies d'adaptation saines.
les mécanismes de gestion des sautes d'humeur et autres symptômes émotionnels. En comprenant l'interaction complexe entre les hormones et l'humeur, les femmes peuvent prendre en charge leur santé émotionnelle et naviguer dans les montagnes russes hormonales avec plus de facilité et de résilience.

Le carburant de la vie

Notre corps est une symphonie complexe de systèmes interconnectés, dont les hormones sont les chefs d'orchestre, orchestrant un jeu complexe de fonctions qui régissent tout, de notre humeur à notre niveau d'énergie. Imaginez les hormones comme de minuscules messagers qui se déplacent dans notre corps, délivrant des informations cruciales aux différentes cellules et organes, assurant ainsi leur fonctionnement harmonieux.

Dans cette symphonie hormonale, l'énergie est la force motrice. Les hormones jouent un rôle essentiel dans la régulation de nos niveaux d'énergie, en influençant nos sensations, nos performances et notre façon d'être.
naviguent dans notre vie quotidienne. Cette danse énergétique est un équilibre délicat, et lorsque les hormones ne sont pas synchronisées, notre énergie est réduite à néant. peuvent fluctuer, nous laissant un sentiment d'épuisement, de léthargie ou même d'accablement.

L'un des principaux acteurs de cet orchestre énergétique est la glande thyroïde. Considérée comme le régulateur énergétique de l'organisme, elle produit des hormones qui contrôlent le métabolisme, c'est-à-dire le processus de transformation des aliments en énergie. Lorsque la glande thyroïde ne fonctionne pas de manière optimale, cela peut entraîner une cascade de problèmes liés à l'énergie.

L'hypothyroïdie, une condition dans laquelle la thyroïde ne fonctionne pas.
Le fait de ne pas produire suffisamment d'hormones peut entraîner une fatigue chronique, une léthargie, voire une dépression. Le métabolisme ralentit, ce qui rend la perte de poids plus difficile et a un impact sur le niveau d'énergie général. En revanche, l'hyperthyroïdie, où la thyroïde produit trop d'hormones, peut entraîner un excès d'énergie,

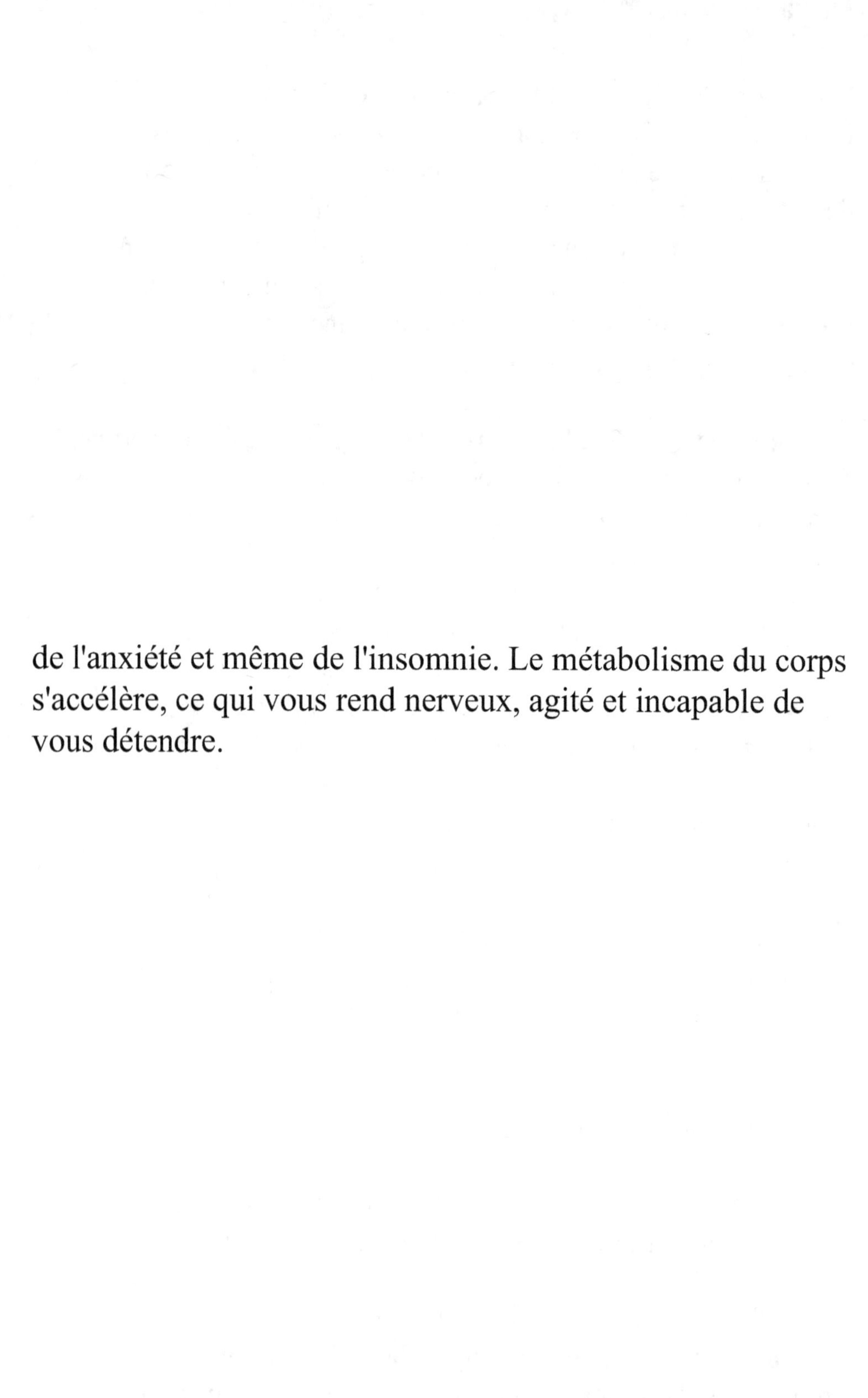

de l'anxiété et même de l'insomnie. Le métabolisme du corps s'accélère, ce qui vous rend nerveux, agité et incapable de vous détendre.

Au-delà de la thyroïde, les hormones de stress jouent
également un rôle crucial dans la régulation de nos niveaux
d'énergie. Lorsque nous sommes confrontés à des situations
stressantes, notre corps libère des hormones comme le
cortisol et l'adrénaline, nous préparant ainsi à une réaction
de "lutte ou de fuite". En
à court terme, ces hormones de stress peuvent fournir un
regain d'énergie, nous permettant de faire face à la situation
difficile.
Cependant, un stress prolongé peut entraîner une élévation
chronique de ces hormones, ce qui perturbe l'équilibre
délicat de notre corps et a un impact sur nos niveaux
d'énergie.

Imaginez ceci : lorsque nous sommes constamment stressés,
notre corps est essentiellement dans un état chronique de
"lutte ou de fuite". Cette réaction soutenue au stress peut
entraîner un épuisement de nos réserves d'énergie, nous
laissant épuisés, vidés et incapables de faire face à la
situation.

Les hormones de stress peuvent également interférer avec le
sommeil, ce qui exacerbe encore les niveaux d'énergie. Le
sommeil est essentiel à la récupération et au rajeunissement
de l'organisme, car il permet à des hormones comme la
mélatonine et l'hormone de croissance d'exercer leur action.
Lorsque nous manquons de sommeil, notre corps a du mal à
produire ces hormones essentielles, ce qui nous donne une
sensation de léthargie et de manque d'énergie.

Mais tout n'est pas si sombre. Comprendre l'impact des
hormones sur les niveaux d'énergie nous permet de prendre
des mesures proactives.
pour gérer notre énergie et notre vitalité. En reconnaissant
les éléments déclencheurs qui peuvent perturber l'équilibre
hormonal, nous pouvons mettre en œuvre des stratégies
pour soutenir notre corps et optimiser nos niveaux d'énergie.

L'un des outils les plus puissants pour gérer le stress
Les hormones sont des techniques de gestion du stress.
Des pratiques telles que la pleine conscience, la méditation
et le yoga peuvent aider à calmer l'esprit,

réduire le taux de cortisol et favoriser un sentiment
d'équilibre et de bien-être.

Il est tout aussi important de dormir suffisamment.
L'adoption d'habitudes de sommeil saines, comme le respect
d'un horaire de sommeil régulier, la création d'une routine
relaxante à l'heure du coucher et l'optimisation de votre
environnement de sommeil, peut vous aider à obtenir le
sommeil réparateur dont vous avez besoin pour recharger
votre corps et votre esprit.

L'exercice physique joue un rôle essentiel dans la promotion
de l'équilibre hormonal et le renforcement des niveaux
d'énergie. Une activité physique régulière
stimule la production d'endorphines, des substances naturelles qui
influencent l'humeur.
qui peuvent contrecarrer les hormones du stress. L'exercice
physique peut également améliorer la qualité du sommeil,
ce qui accroît encore les niveaux d'énergie.

En plus de modifier votre mode de vie, vous pouvez
envisager d'utiliser des suppléments naturels qui peuvent
soutenir les niveaux d'énergie. Les plantes adaptogènes,
comme l'ashwagandha, la rhodiole et le ginseng, sont
traditionnellement utilisées pour gérer le stress et améliorer
les niveaux d'énergie. Ces plantes peuvent aider à réguler les
hormones de stress,
favoriser un sentiment de calme et stimuler l'énergie générale.

Enfin, demandez conseil à un professionnel de la santé pour
traiter tout déséquilibre hormonal sous-jacent. Un médecin
peut aider à diagnostiquer des conditions telles que
l'hypothyroïdie ou d'autres troubles hormonaux et
recommander des options de traitement appropriées.

En comprenant l'interaction complexe entre les hormones et
l'énergie, nous pouvons prendre en charge notre bien-être,
gérer les fluctuations d'énergie et mener une vie pleine de
vitalité. N'oublions pas que notre corps est un remarquable

orchestre et qu'en veillant à notre équilibre hormonal, nous pouvons nous assurer que nos niveaux d'énergie sont toujours au diapason.

Le début d'un voyage hormonal

Une transformation hormonale

La grossesse et le post-partum représentent une période
remarquable de transformation hormonale, une symphonie
de changements orchestrés par le corps pour nourrir une vie
grandissante et
se préparer à l'arrivée d'un nouveau-né. Ce voyage
implique un jeu complexe d'hormones, chacune jouant un
rôle crucial dans le développement de l'enfant.
Le rôle de l'OMS est de soutenir la mère et son bébé en
développement.

L'essor des hormones de grossesse

Lorsqu'une femme s'engage dans le voyage de la grossesse,
son corps subit un changement hormonal spectaculaire. Les
principaux acteurs de cette transformation sont les
œstrogènes et la progestérone, qui augmentent tous deux de
manière significative tout au long des trimestres.
L'œstrogène est l'hormone responsable des caractéristiques
sexuelles féminines,
joue un rôle essentiel dans la préparation de l'utérus à la nidation et
dans le soutien de la croissance du placenta. La progestérone, la
hormone de la grossesse, occupe le devant de la scène en
favorisant la croissance de la muqueuse utérine, en
prévenant les contractions et en créant un environnement
propice au développement du fœtus.

Premier trimestre : Une vague de changements

Le premier trimestre, caractérisé par des nausées matinales,
de la fatigue et une sensibilité des seins, est marqué par une
augmentation rapide des niveaux d'œstrogènes et de
progestérone. Ces taux hormonaux
Les fluctuations de l'hormone de grossesse peuvent
entraîner des émotions en dents de scie, allant de
l'excitation et de la joie à l'anxiété et aux sautes d'humeur.

L'augmentation de la hCG, l'hormone de la grossesse, contribue également à l'augmentation du taux de sucre dans le sang et à l'augmentation du taux de cholestérol.
les premiers symptômes de la grossesse.

Deuxième trimestre : Une période d'adaptation

Au fur et à mesure que la grossesse progresse vers le deuxième trimestre, le corps s'adapte à l'environnement hormonal accru.
Les nausées matinales s'estompent généralement et les niveaux d'énergie peuvent remonter. Toutefois, les changements hormonaux peuvent encore influencer l'humeur et provoquer des fluctuations émotionnelles.

Troisième trimestre : Se préparer à l'accouchement

Le troisième trimestre est marqué par une dernière poussée d'activité hormonale, préparant le corps à l'accouchement. Les niveaux d'œstrogènes augmentent pour stimuler la croissance du muscle utérin, ce qui rend l'utérus plus résistant.
sensible aux contractions. Les niveaux de progestérone diminuent légèrement, ce qui permet le début du travail. Le corps produit également de la relaxine, une hormone qui assouplit les ligaments et prépare le bassin à l'accouchement.

Post-partum : les changements hormonaux

Le post-partum, la période qui suit l'accouchement, est une autre période d'ajustement hormonal important. Les œstrogènes et les
Les niveaux de progestérone chutent, ce qui entraîne une chute dramatique des hormones qui peut déclencher toute une série de symptômes physiques et émotionnels.

Changements d'humeur après l'accouchement : Les montagnes russes émotionnelles

Les changements hormonaux rapides après l'accouchement peuvent entraîner toute une série de changements d'humeur post-partum, notamment

Le baby blues : De nombreuses femmes connaissent une période temporaire de larmes, d'anxiété et d'irritabilité dans les jours et les semaines qui suivent l'accouchement. Ces symptômes disparaissent généralement d'eux-mêmes au bout de deux semaines.

La dépression post-partum : Plus grave, la dépression post-partum se caractérise par une tristesse persistante, le désespoir, l'anxiété et la difficulté à s'attacher au bébé. Elle nécessite un traitement et un soutien professionnels.

Anxiété post-partum : L'anxiété peut se manifester par une inquiétude excessive, une nervosité et des craintes concernant la santé ou le bien-être du bébé.

Changements physiques post-partum : S'adapter à une nouvelle normalité

Les fluctuations hormonales peuvent également entraîner divers changements physiques au cours de la période postnatale :

Écoulement vaginal (lochies) : Les lochies, des pertes vaginales sanglantes, sont une étape normale du rétablissement post-partum, car l'utérus se débarrasse de sa muqueuse.

Contractions utérines : L'utérus se contracte pour retrouver sa taille normale, ce qui peut provoquer des crampes ou une gêne.

Changements au niveau des seins : La production de lait maternel est déclenchée par l'hormone prolactine. Les changements hormonaux peuvent provoquer des sensibilité et engorgement.

Perte de cheveux : la grossesse entraîne souvent des cheveux plus épais en raison des changements hormonaux. Après l'accouchement, une chute de cheveux peut se produire lorsque les niveaux d'hormones reviennent à la normale.

Privation de sommeil : Les exigences liées à la prise en charge d'un nouveau-né peuvent perturber de manière significative les habitudes de sommeil, contribuant ainsi à fatigue et changements d'humeur.

Favoriser l'équilibre hormonal pendant la grossesse et le post-partum

Les montagnes russes hormonales de la grossesse et du post-partum exigent une approche holistique pour favoriser le bien-être physique et émotionnel. Voici quelques stratégies essentielles :

1. Nutrition : Alimenter votre corps

Adoptez un régime alimentaire équilibré : Privilégiez les aliments entiers riches en vitamines, en minéraux et en fibres, notamment les fruits, les légumes, les protéines maigres et les céréales complètes.

Restez hydraté : Buvez beaucoup d'eau tout au long de la journée pour soutenir la fonction hormonale et la santé en général.

Pensez aux vitamines prénatales : Les vitamines prénatales peuvent vous aider à vous assurer que vous obtenez les nutriments nécessaires pour vous et votre bébé.

2. Exercice : Bouger son corps

Restez actif : Faites régulièrement de l'exercice, comme de la marche, de la natation ou du yoga prénatal, pour augmenter votre niveau d'énergie, améliorer votre humeur et favoriser une bonne circulation sanguine.

Soyez à l'écoute de votre corps : Évitez les activités intenses, en particulier au cours du premier trimestre, et consultez votre prestataire de soins de santé pour obtenir des conseils.

3. Le sommeil : Se reposer et se ressourcer

Donnez la priorité au sommeil : Essayez de dormir 7 à 8 heures par nuit pour favoriser l'équilibre hormonal et réduire le stress.

Faites la sieste lorsque c'est possible : Profitez des siestes pendant la journée pour rattraper le sommeil perdu.

Créez une routine relaxante à l'heure du coucher : Instaurez une routine apaisante qui aide votre corps à se préparer au sommeil.

4. Gestion du stress : Trouver la paix intérieure

Pratiquez des techniques de relaxation : La pleine conscience, la méditation, les exercices de respiration profonde et le yoga peuvent contribuer à réduire le niveau de stress.

Cherchez du soutien : Parlez de vos préoccupations à vos amis, à votre famille ou à un thérapeute.

Rejoignez des groupes de soutien : Le contact avec d'autres mères peut apporter un soutien émotionnel inestimable.

5. Soutien professionnel : Rechercher des conseils

Consultez votre prestataire de soins de santé : Des examens prénataux et des rendez-vous postnataux réguliers sont essentiels pour surveiller votre santé et répondre à vos préoccupations.

Suivez une thérapie si nécessaire : Si vous constatez des changements d'humeur ou une anxiété persistante, n'hésitez pas à demander l'aide d'un professionnel.

Donner du pouvoir à votre voyage

Le parcours hormonal de la grossesse et du post-partum est une Cette période est une expérience remarquable et transformatrice. En comprenant les changements hormonaux qui se produisent pendant cette période, en adoptant une approche holistique des soins personnels et en recherchant un soutien si nécessaire, vous pouvez naviguer dans ce chapitre de votre vie.

la vie avec résilience et grâce. N'oubliez pas que vous n'êtes pas seul.

Il existe une mine de connaissances, de ressources et de soutien pour vous aider dans cette incroyable aventure.

La transition vers la préménopause

La périménopause, souvent appelée transition pré-ménopausique, est une période de changements hormonaux importants qui commence généralement plusieurs années avant la ménopause. Elle marque
le déclin progressif de la production d'œstrogènes, entraînant une série de symptômes physiques et émotionnels qui peuvent être à la fois difficiles et déroutants.

Le changement hormonal :

Pendant la périménopause, les ovaires commencent à produire moins d'œstrogènes et de progestérone, les deux principales substances féminines.
hormones responsables de la régulation du cycle menstruel et influençant diverses fonctions de l'organisme. Cette baisse de La production d'hormones n'est pas un événement soudain, mais plutôt un processus graduel qui peut s'étendre sur plusieurs années. Au fur et à mesure que les œstrogènes fluctuent, le cycle menstruel devient irrégulier, avec des règles plus courtes ou plus longues, voire l'absence totale de règles. Ces fluctuations peuvent également entraîner une sensibilité accrue à d'autres hormones, ce qui rend les femmes plus sensibles aux hauts et aux bas émotionnels.

Symptômes courants de la périménopause :

Les symptômes de la périménopause peuvent varier considérablement d'une femme à l'autre, mais les expériences les plus courantes sont les suivantes :

Règles irrégulières : Le symptôme le plus visible est souvent la modification de la régularité du cycle menstruel. Les règles peuvent
deviennent plus courtes, plus longues, plus légères, plus lourdes, voire disparaissent complètement. Cela est dû à la

fluctuation des niveaux d'œstrogène et de progestérone, qui régulent normalement le cycle.

Bouffées de chaleur et sueurs nocturnes : Ce sont les symptômes les plus courants de la périménopause et ils peuvent être extrêmement perturbants. Les bouffées de chaleur sont des sensations soudaines de chaleur intense qui peuvent provoquer des bouffées de chaleur, des sueurs et des palpitations. Elles peuvent survenir à tout moment, mais sont souvent ressenties la nuit, entraînant des sueurs nocturnes. Ces symptômes sont attribués à la
les fluctuations des niveaux d'œstrogènes, qui peuvent perturber la régulation de la température du corps.

Sautes d'humeur et irritabilité : Les changements hormonaux de La périménopause peut avoir un impact significatif sur l'humeur et le bien-être émotionnel. De nombreuses femmes ressentent une irritabilité, une anxiété et une dépression accrues pendant cette période. Ces sautes d'humeur peuvent être attribuées à la variation des niveaux d'œstrogène et de progestérone, qui jouent un rôle dans la régulation de l'humeur.
des neurotransmetteurs comme la sérotonine et la dopamine, responsables de l'humeur et de l'équilibre émotionnel.

Troubles du sommeil : Les femmes périménopausées connaissent souvent des changements dans leurs habitudes de sommeil, notamment
des difficultés à s'endormir, des réveils nocturnes ou une sensation d'agitation au réveil. Ces troubles du sommeil peuvent être liés aux bouffées de chaleur, aux sautes d'humeur et aux changements hormonaux globaux qui surviennent pendant cette période.

Sécheresse vaginale : La baisse du taux d'œstrogènes peut affecter la muqueuse vaginale, qui devient plus fine et plus sèche.
Cela peut entraîner une gêne lors des rapports sexuels et une susceptibilité accrue aux infections urinaires.

Changements dans la libido : La périménopause peut avoir un impact positif ou négatif sur la libido. Certaines femmes

peuvent ressentir une augmentation de leur libido, tandis
que d'autres peuvent constater une baisse de leur libido. Ces
fluctuations sont liées aux changements hormonaux.
et peut être influencée par des facteurs tels que le bien-être
émotionnel et la dynamique des relations.

Changements cognitifs : Certaines femmes peuvent connaître des changements cognitifs pendant la périménopause, notamment
des difficultés de concentration, des trous de mémoire et une sensation de "brouillard cérébral". Ces changements sont attribués aux fluctuations hormonales et peuvent être exacerbés par le stress et les troubles du sommeil.

Naviguer dans la périménopause :

La périménopause est une transition naturelle que chaque femme traverse. Il est important de se rappeler que ces symptômes sont temporaires et qu'ils finiront par disparaître. Cependant, la gestion des symptômes peut avoir un impact significatif sur la qualité de vie d'une femme. Voici quelques stratégies pour faire face à la périménopause.
les défis de la périménopause :

Parlez-en à votre médecin : Il est essentiel de discuter de vos préoccupations ou de vos symptômes avec votre fournisseur de soins de santé. Il peut vous aider à déterminer si vos symptômes sont liés à la périménopause ou à d'autres problèmes de santé. Il peut également discuter des options de traitement et des changements de mode de vie qui pourraient être utiles.

Modifications du mode de vie : Certains changements de mode de vie peuvent faire une différence significative dans la gestion des symptômes de la périménopause.

Une alimentation saine : Une alimentation équilibrée, riche en fruits, légumes, céréales complètes et protéines maigres, peut favoriser la santé globale et aider à gérer certains symptômes de la périménopause.

L'exercice physique régulier : Une activité physique régulière peut améliorer l'humeur, réduire le stress et aider à gérer les bouffées de chaleur. L'objectif est d'atteindre

au moins 30 minutes d'exercice d'intensité modérée la plupart des jours de la semaine.

Gestion du stress : La périménopause peut amplifier le stress, il est donc essentiel de trouver des moyens sains de le gérer. Des techniques telles que le yoga, la méditation, les exercices de respiration profonde et le fait de passer du temps à l'extérieur sont des moyens efficaces de gérer le stress.
Le temps passé dans la nature peut contribuer à réduire le niveau de stress.

Un sommeil suffisant : Dormir suffisamment est essentiel pour l'équilibre hormonal et le bien-être général. Visez 7 à 8 heures de sommeil de qualité chaque nuit.

Hormonothérapie : Si les changements de mode de vie ne suffisent pas à gérer les symptômes, votre médecin peut vous recommander une thérapie hormonale. Il s'agit d'utiliser des œstrogènes, de la progestérone ou un médicament de la classe des
une combinaison des deux pour soulager les symptômes et améliorer le bien-être général. Il est important de discuter des Les avantages et les risques de l'hormonothérapie doivent être examinés avec votre médecin avant de prendre une décision.

Thérapies alternatives : Certaines femmes trouvent un soulagement aux symptômes de la périménopause grâce à des thérapies alternatives telles que l'acupuncture, les remèdes à base de plantes ou le yoga. Ces thérapies peuvent s'attaquer aux déséquilibres hormonaux sous-jacents et favoriser le bien-être général.

Groupes de soutien : Le fait d'entrer en contact avec d'autres femmes en périménopause peut s'avérer incroyablement utile.
Les groupes de soutien offrent un espace sûr et compréhensif pour partager leurs expériences, demander des conseils et trouver du

soutien pendant cette transition.

Embrasser la périménopause :

La périménopause est une étape naturelle de la vie et une transition importante pour les femmes. C'est une période de changement et d'adaptation, mais c'est aussi une occasion de croissance et de découverte de soi. En comprenant les changements hormonaux, en reconnaissant les symptômes courants et en prenant des mesures proactives pour les gérer, les femmes peuvent traverser cette phase avec confiance et grâce.

Ce voyage est l'occasion de donner la priorité à votre bien-être et de vous rapprocher de votre corps d'une nouvelle manière. N'oubliez pas que vous n'êtes pas seul et qu'il existe des ressources et un soutien pour vous aider dans cette transition.

Un nouveau chapitre dans l'équilibre hormonal

La ménopause, transition naturelle dans la vie d'une femme, marque la fin des menstruations et signale un changement important dans l'équilibre hormonal. Ce chapitre se penche sur les subtilités de la ménopause, en explorant les changements hormonaux, les symptômes physiques et émotionnels courants et les stratégies de gestion de cette phase de la vie.

Le changement hormonal : Un nouvel équilibre

La ménopause se caractérise par la baisse de la production d'œstrogènes, une hormone féminine clé responsable de la régulation des menstruations, de la santé des os et d'autres fonctions vitales. Lorsque les ovaires cessent progressivement de produire des œstrogènes, l'organisme subit une cascade de changements hormonaux. Ce changement peut déclenchent une série de symptômes, souvent appelés symptômes de la ménopause.

Naviguer dans le paysage physique

La ménopause s'accompagne souvent d'une série de symptômes physiques, certains plus marqués que d'autres. Ces symptômes sont les suivants
Les symptômes peuvent varier de légers à graves et peuvent avoir un impact significatif sur la qualité de vie d'une femme.

Les bouffées de chaleur : Ces sensations soudaines de

chaleur intense, souvent accompagnées de transpiration et de palpitations, sont un symptôme courant et souvent perturbant de la ménopause. Les bouffées de chaleur peuvent se produisent à n'importe quelle heure du jour ou de la nuit et ont un impact sur le sommeil et les activités quotidiennes.

Les sueurs nocturnes : Semblables aux bouffées de chaleur mais survenant principalement la nuit, les sueurs nocturnes peuvent entraîner une perturbation du sommeil, de la fatigue et de l'inconfort.

Sécheresse vaginale : La diminution des niveaux d'œstrogènes peut entraîner une sécheresse vaginale, causant une gêne pendant les rapports sexuels et pouvant contribuer aux infections urinaires.

Perte osseuse : Les œstrogènes jouent un rôle crucial dans le maintien de la densité osseuse. Lorsque les niveaux d'œstrogènes diminuent, le risque d'ostéoporose, une affection caractérisée par des os faibles et cassants, augmente.

Changements dans les habitudes de sommeil : Les troubles hormonaux de la ménopause
peuvent perturber les habitudes de sommeil, entraînant des insomnies, des réveils fréquents et des difficultés à se rendormir.

Changements de poids : Certaines femmes prennent du poids pendant la ménopause en raison des changements hormonaux et du ralentissement du métabolisme.

Comprendre les montagnes russes émotionnelles

Au-delà des changements physiques, la ménopause peut également entraîner des changements émotionnels et des défis psychologiques. Les fluctuations hormonales et la transition vers une nouvelle étape de la vie peuvent avoir un impact sur l'humeur et le bien-être émotionnel.

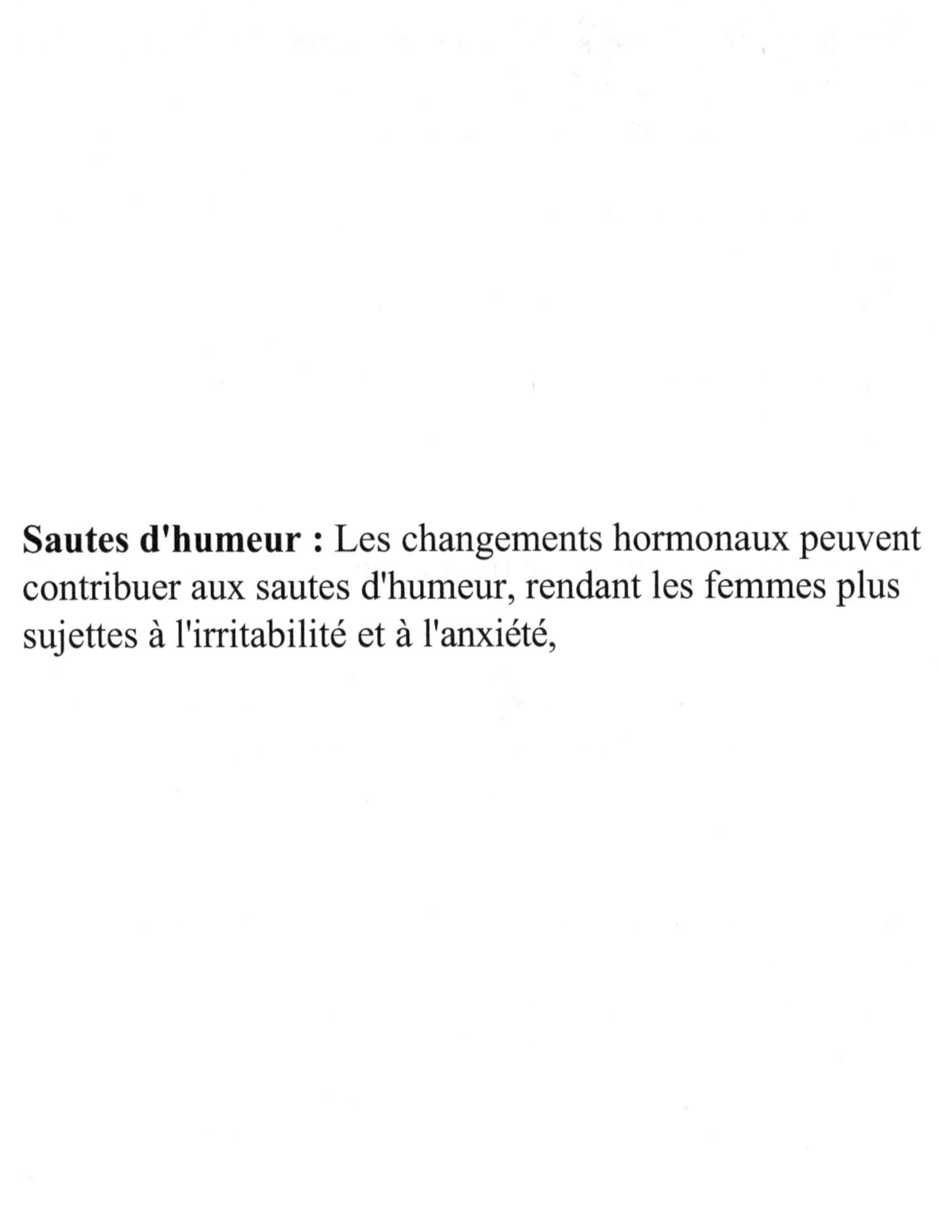

Sautes d'humeur : Les changements hormonaux peuvent contribuer aux sautes d'humeur, rendant les femmes plus sujettes à l'irritabilité et à l'anxiété, et même la dépression.

Irritabilité et impatience : Ces réactions émotionnelles
peuvent devenir plus prononcées pendant la ménopause, ce
qui rend difficile les interactions quotidiennes.

Perte de libido : La baisse des niveaux d'œstrogènes peut
entraîner une baisse de la libido, ce qui peut affecter
l'intimité et la satisfaction sexuelle en général.

Changements cognitifs : Bien que cela ne soit pas le cas pour tout
le monde,
certaines femmes peuvent remarquer des changements dans
leurs fonctions cognitives, notamment des difficultés de
concentration, des trous de mémoire et un brouillard
cérébral.

Stratégies de gestion de la ménopause

Bien que la ménopause soit un processus naturel, il existe plusieurs
des stratégies que les femmes peuvent mettre en œuvre pour
gérer ses symptômes et améliorer leur bien-être général
pendant cette transition.

Traitement hormonal substitutif (THS) : le THS consiste
à prendre des œstrogènes et parfois de la progestérone pour
remplacer les hormones qui diminuent. Le THS peut
soulager efficacement les symptômes de la ménopause,
notamment les bouffées de chaleur, les sueurs nocturnes et
la sécheresse vaginale. Toutefois, il est important de
discuter des avantages et des risques potentiels avec un
professionnel de la santé, car
Le THS ne convient pas à toutes les femmes.

Modifications du mode de vie : Les changements de mode
de vie peuvent jouer un rôle important dans la gestion des

symptômes de la ménopause. Il s'agit notamment de

Alimentation et exercice physique : Une alimentation saine, riche en fruits, en légumes et en protéines maigres, peut contribuer à la santé générale et à la gestion des changements de poids. L'exercice physique régulier peut améliorer l'humeur, réduire le stress et aider à maintenir la densité osseuse.

Gestion du stress : Le stress peut exacerber les symptômes de la ménopause. Il peut être bénéfique de pratiquer des activités de réduction du stress comme le yoga, la méditation ou de passer du temps dans la nature.

Hygiène du sommeil : L'adoption de bonnes habitudes de sommeil, telles que le respect d'un horaire de sommeil régulier, la création d'une routine relaxante au moment du coucher et l'absence de caféine et d'alcool avant le coucher, peut améliorer la qualité du sommeil.

Thérapies alternatives : Les thérapies complémentaires et alternatives peuvent apporter un soutien supplémentaire dans la gestion des symptômes de la ménopause :

L'acupuncture : Cette pratique de la médecine traditionnelle chinoise peut aider à réguler les hormones, à soulager les bouffées de chaleur et à améliorer la qualité de vie.
favoriser la relaxation.

Remèdes à base de plantes : Certaines plantes comme l'actée à grappes noires, le trèfle rouge et l'huile d'onagre peuvent soulager les bouffées de chaleur, la sécheresse vaginale et d'autres symptômes. Toutefois, il est essentiel de consulter un professionnel de la santé avant d'utiliser des remèdes à base de plantes.

La pleine conscience et la méditation : Ces pratiques peuvent aider à gérer le stress, à améliorer l'humeur et à accroître le bien-être général pendant la ménopause.

Soutien social : Le fait d'être en contact avec d'autres personnes qui vivent la ménopause peut être une source de réconfort et de compréhension. Se joindre à des groupes de soutien ou à des groupes de soutien en ligne peut être une source de réconfort et de compréhension.

Les communautés peuvent offrir un espace sûr pour partager des expériences et apprendre des mécanismes d'adaptation.

Le prochain chapitre

La ménopause est une phase naturelle et transformatrice de la vie d'une femme. Bien qu'elle puisse entraîner des troubles physiques et
Les changements hormonaux et les changements émotionnels qui en découlent représentent également une occasion de croissance et de découverte de soi. En comprenant les changements hormonaux, en reconnaissant les symptômes courants et en mettant en œuvre des stratégies de gestion efficaces, les femmes peuvent traverser ce chapitre avec grâce et se donner les moyens de s'épanouir dans ce nouvel environnement.
de la vie. N'oubliez pas que la ménopause est un parcours unique pour chaque femme et qu'il n'existe pas d'approche universelle. Il est essentiel de consulter un professionnel de la santé pour personnaliser les stratégies de prise en charge et répondre aux préoccupations individuelles.

Maintenir l'harmonie hormonale

La transition vers la post-ménopause marque une nouvelle phase dans la vie d'une femme, caractérisée par des changements hormonaux qui influencent divers aspects de la santé et du bien-être. Au fur et à mesure que les niveaux d'œstrogènes diminuent, l'organisme s'adapte à ce changement, ce qui conduit à une augmentation de l'activité physique.
d'expériences. Alors que certaines femmes traversent cette D'autres rencontrent des difficultés qui requièrent une attention et une gestion particulières. Il est essentiel de comprendre les changements hormonaux qui surviennent après la ménopause pour répondre à tout problème de santé et mener une vie épanouie et dynamique.

L'un des principaux changements hormonaux après la ménopause est la baisse continue des niveaux d'œstrogènes. Ce phénomène peut entraîner toute une série de symptômes physiques, notamment

Bouffées de chaleur et sueurs nocturnes : Ces sensations soudaines de chaleur intense sont courantes et s'accompagnent souvent de sueurs et de rougeurs. Bien qu'elles s'atténuent généralement avec le temps, elles peuvent être perturbantes et nuire à la qualité du sommeil.

Sécheresse vaginale : Les œstrogènes jouent un rôle essentiel dans le maintien de la lubrification vaginale. Lorsque les niveaux diminuent, une sécheresse vaginale peut survenir, entraînant une gêne pendant les rapports sexuels.

Incontinence urinaire : L'affaiblissement des muscles du plancher pelvien, souvent attribué à la baisse des niveaux d'œstrogènes, peut contribuer à l'incontinence urinaire, rendant difficile le contrôle de la fonction vésicale.

Perte osseuse : Les œstrogènes jouent un rôle crucial dans la santé des os, en les protégeant contre l'ostéoporose.

Lorsque les niveaux d'œstrogènes diminuent, la densité osseuse peut baisser, ce qui augmente le risque de fractures. **Changements au niveau de la peau et des cheveux :** Les œstrogènes contribuent à l'élasticité de la peau et à la croissance des cheveux. Lorsque les niveaux d'œstrogènes diminuent, la peau peut deviennent plus minces, plus sèches et plus sujettes aux rides. L'amincissement et la perte des cheveux peuvent également survenir.

Prise de poids : Bien que la ménopause ne provoque pas directement une prise de poids, elle peut contribuer à des changements dans le métabolisme et la composition corporelle, ce qui rend plus difficile le maintien d'un poids sain.

Changements d'humeur : Les fluctuations des œstrogènes et d'autres hormones peuvent avoir un impact sur l'humeur, entraînant une augmentation de l'irritabilité, de l'anxiété ou de la dépression.

Au-delà des symptômes physiques, les femmes ménopausées peuvent également ressentir des troubles émotionnels et psychologiques.
des ajustements au fur et à mesure qu'ils abordent un nouveau chapitre de leur vie. Il peut s'agir de

Changements d'identité : La transition hormonale coïncide avec des changements de vie, tels que le départ des enfants de la maison, l'évolution de la carrière, etc.
ou la perte d'un conjoint, les femmes peuvent être confrontées à des changements dans leur sentiment d'identité et d'objectif.

Changements sociaux : La ménopause peut avoir un impact sur les interactions sociales, car les femmes peuvent passer plus de temps avec leur conjoint ou jouir d'une liberté et d'une indépendance retrouvées.

Sexualité et relations : La baisse des niveaux d'œstrogènes peut affecter le désir sexuel et l'excitation, entraînant des ajustements dans les relations sexuelles et l'intimité.

Bien que ces changements puissent être difficiles, il est essentiel de se rappeler que la ménopause est une transition naturelle et que de nombreuses femmes la vivent avec un minimum de perturbations. Il est essentiel de maintenir un mode de vie sain pour gérer les symptômes et assurer le bien-être général. Cela inclut :

Une alimentation saine : En privilégiant les aliments complets, les fruits, les légumes, les protéines maigres et les graisses saines, on peut fournir des nutriments essentiels et favoriser l'équilibre hormonal.

L'exercice physique régulier : L'activité physique peut améliorer la santé des os, stimuler l'humeur et aider à gérer le poids.

Gestion du stress : Trouver des moyens sains de gérer le stress, comme le yoga, la méditation ou passer du temps dans la nature, peut aider à réduire l'impact des hormones de stress sur l'organisme. **Un sommeil adéquat :** Donner la priorité à un sommeil de qualité peut favoriser l'équilibre hormonal et améliorer l'état de santé général.

Rester hydraté : Boire beaucoup d'eau aide à maintenir une bonne hydratation et soutient la fonction hormonale.

Éviter le tabagisme et la consommation excessive d'alcool : Ces habitudes peuvent avoir des effets négatifs sur l'équilibre hormonal et la santé en général.

Outre les modifications du mode de vie, les interventions médicales peuvent également être utiles pour gérer certains symptômes :

Hormonothérapie : traitement hormonal de substitution (THS) consiste à prendre des œstrogènes, souvent associés à de la progestérone, pour remplacer les niveaux en baisse. Ce traitement peut soulager efficacement les bouffées de chaleur, la sécheresse vaginale et la perte osseuse. Cependant, le THS comporte des risques et des avantages potentiels, et une discussion approfondie avec un professionnel de la santé est cruciale. **Lubrifiants et hydratants vaginaux :** Ces produits peuvent aider à soulager la sécheresse et l'inconfort vaginaux.

Médicaments pour l'incontinence urinaire : Selon la cause de l'incontinence, des médicaments ou des exercices peuvent être recommandés.

Médicaments renforçant les os : Les bisphosphonates et d'autres médicaments peuvent contribuer à augmenter la densité osseuse et à réduire le risque de fractures.

Il est important de souligner que la post-ménopause est un parcours unique pour chaque femme. Une communication

ouverte avec votre fournisseur de soins de santé est
essentielle pour un traitement personnalisé de la
ménopause.
des conseils et une prise en charge des symptômes.
Répondre aux préoccupations, rechercher un soutien et
adopter une approche holistique de la santé.

peut contribuer à une vie épanouie et dynamique au-delà de la ménopause.

Au-delà des préoccupations immédiates liées à la ménopause, le maintien de l'harmonie hormonale à long terme est essentiel pour préserver la santé et le bien-être. À mesure que les femmes vieillissent, leur corps continue de subir des changements hormonaux, et le fait d'aborder ces changements de manière proactive peut favoriser le bien-être général. Voici quelques éléments clés à prendre en compte pour maintenir l'équilibre hormonal après la ménopause :

Contrôles réguliers : Des examens réguliers avec votre médecin permettent de contrôler les niveaux hormonaux et de répondre rapidement à toute préoccupation.

La fonction thyroïdienne : Avec l'âge, le risque de troubles thyroïdiens, en particulier d'hypothyroïdie, augmente. Des tests réguliers de la fonction thyroïdienne peuvent aider à identifier et à gérer tout déséquilibre.

Santé cardiovasculaire : La baisse des niveaux d'œstrogènes peut augmenter le risque de maladie cardiaque. Le maintien d'un taux d'œstrogènes Un mode de vie sain, comprenant une alimentation équilibrée, un exercice physique régulier et la gestion de la tension artérielle et du taux de cholestérol, est crucial pour la santé cardiovasculaire.

Santé osseuse : Une perte osseuse continue après la ménopause peut conduire à l'ostéoporose, augmentant ainsi le risque de fractures. Le maintien d'un apport adéquat en calcium et en vitamine D et la pratique d'exercices de port de poids peuvent contribuer à protéger la santé des os.

La santé mentale : En vieillissant, les femmes peuvent connaître des changements émotionnels et mentaux. Il est essentiel d'aborder avec un professionnel de la santé toute préoccupation concernant l'anxiété, la dépression ou les sautes d'humeur.

Qualité du sommeil : Le maintien d'un rythme de sommeil régulier et la promotion d'une bonne hygiène du sommeil peuvent contribuer à l'équilibre hormonal global et au bien-être.

Gérer le stress : Trouver des moyens sains de gérer le stress, comme le yoga, la méditation ou passer du temps dans la nature, peut aident à maintenir l'équilibre hormonal et à réduire le risque de maladies chroniques.

Le voyage à travers la ménopause et au-delà est une occasion pour les femmes d'entamer un nouveau chapitre de leur vie. En comprenant les changements hormonaux qui se produisent, en faisant des choix éclairés concernant leur santé et en gérant activement leur bien-être, les femmes peuvent continuer à s'épanouir et à jouir d'une vie pleine de vitalité.

Identifier les coupables

Le corps humain est une symphonie complexe de systèmes interconnectés, les hormones jouant un rôle essentiel dans l'orchestration de ses fonctions complexes. Ces messagers chimiques circulent dans le sang et influencent tout, depuis notre humeur et notre niveau d'énergie jusqu'à notre métabolisme et notre santé reproductive. Si les hormones sont essentielles au maintien d'un équilibre sain, des déséquilibres dans leur danse délicate peuvent entraîner toute une série de problèmes.

Le syndrome des ovaires polykystiques (SOPK) est l'un des déséquilibres hormonaux les plus courants chez les femmes. Touchant environ 10 % des femmes en âge de procréer, le SOPK est une affection à multiples facettes caractérisée par des règles irrégulières, un excès d'androgènes (hormones mâles) et le développement de petits kystes sur les ovaires. Bien que les symptômes exacts du La cause du SOPK reste insaisissable, une interaction complexe de facteurs tels que l'âge, le sexe, la race, l'origine ethnique, etc. La prédisposition génétique, les déséquilibres hormonaux et les facteurs liés au mode de vie semblent jouer un rôle.

Le déséquilibre hormonal dans le SOPK est souvent marqué par des niveaux accrus d'androgènes comme la testostérone et une production réduite de progestérone. Cela peut perturber le cycle menstruel normal, entraînant des règles peu fréquentes ou absentes, et peut également contribuer à des difficultés d'ovulation et de fertilité.

Au-delà des problèmes de reproduction, le SOPK peut également se manifester de diverses manières et avoir un impact sur la santé et le bien-être en général. La prise de poids, en particulier au niveau de l'abdomen, est un symptôme courant. La résistance à l'insuline, une condition dans laquelle le corps a du mal à utiliser efficacement l'insuline pour réguler les niveaux de sucre dans le sang, est un autre compagnon fréquent du SOPK. La résistance à l'insuline est un autre symptôme fréquent du SOPK.

peut augmenter le risque de développer un diabète de type 2 et d'autres troubles métaboliques.

Les effets du SOPK peuvent s'étendre à la peau et aux cheveux, provoquant souvent de l'acné, une croissance excessive des cheveux (hirsutisme) et un amincissement des cheveux sur le cuir chevelu. Si le SOPK peut avoir un impact sur la santé physique des femmes, il peut aussi avoir un impact profond sur leur bien-être émotionnel. La dépression, l'anxiété et les sautes d'humeur sont des problèmes courants chez les femmes atteintes du SOPK, ce qui souligne l'importance d'une prise en charge holistique de cette pathologie.

L'endométriose, un autre déséquilibre hormonal courant, touche environ 10 % des femmes en âge de procréer. ans. Il s'agit d'une affection dans laquelle un tissu similaire à la paroi de l'estomac et de l'intestin se forme. l'utérus, appelé endomètre, se développe en dehors de l'utérus, souvent sur les ovaires, les trompes de Fallope ou la muqueuse pelvienne.

La cause exacte de l'endométriose n'est pas claire, mais on pense que les facteurs hormonaux jouent un rôle important. Bien que le mécanisme exact ne soit pas entièrement compris, on suppose que pendant les menstruations, le tissu endométrial à l'extérieur de l'utérus se détache, provoquant une inflammation et des cicatrices. Cela peut entraîner des douleurs pelviennes chroniques, en particulier pendant les règles, ainsi que des problèmes de fertilité en raison des adhérences et de l'inflammation des organes reproducteurs.

La prise en charge de l'endométriose passe souvent par le traitement de la composante hormonale de la maladie. Les thérapies hormonales, y compris la pilule contraceptive et d'autres médicaments, sont couramment utilisées pour supprimer la production d'œstrogènes et réduire la croissance du tissu endométrial. Toutefois, il est important de noter que si l'hormonothérapie permet de gérer les symptômes et de réduire la douleur, elle ne constitue pas un remède contre l'endométriose.

Les troubles de la thyroïde, autre aspect crucial des déséquilibres hormonaux, peuvent avoir un impact significatif sur la santé des femmes. La glande thyroïde, située dans le cou, produit les hormones de croissance.

La thyroïde est une hormone qui régule le métabolisme, la température corporelle et de nombreuses autres fonctions vitales. Lorsque la glande thyroïde ne fonctionne pas correctement, elle peut entraîner toute une série de symptômes qui ont un impact sur le niveau d'énergie, l'humeur et le bien-être général des femmes.

L'hypothyroïdie, caractérisée par une thyroïde sous-active, survient lorsque la glande ne produit pas suffisamment d'hormones thyroïdiennes. Cela peut ralentir le métabolisme et provoquer de la fatigue, prise de poids, sécheresse de la peau et ralentissement du rythme cardiaque. L'hypothyroïdie peut également se manifester par une dépression, des difficultés de concentration et même une perte de cheveux.

L'hyperthyroïdie, quant à elle, se caractérise par une hyperactivité de la thyroïde, entraînant une production excessive d'hormones thyroïdiennes. Ce phénomène peut accélérer le métabolisme, entraînant une perte de poids, une accélération du rythme cardiaque, des sueurs et de l'anxiété. L'hyperthyroïdie peut également affecter les cycles menstruels, les rendant irréguliers ou même absents.

Les troubles de la thyroïde peuvent avoir des répercussions considérables sur divers aspects de la vie des femmes. Les troubles hormonaux
Les déséquilibres associés à ces conditions peuvent perturber leur niveau d'énergie, leur humeur et même leur santé reproductive.

Il ne s'agit là que de quelques exemples de troubles hormonaux courants.
En raison des déséquilibres hormonaux qui affectent les

femmes, il est essentiel de comprendre ces conditions et les dysfonctionnements hormonaux sous-jacents pour s'engager sur la voie d'une santé et d'un bien-être optimaux. Ces connaissances permettent aux femmes de prendre leur santé en main, de comprendre leur corps et de faire des choix éclairés en ce qui concerne leurs soins.

Le chapitre suivant se penche sur les signes révélateurs de ces déséquilibres et fournit une feuille de route pour vous aider à identifier les problèmes potentiels et à rechercher les soins appropriés.

Reconnaître les signes

Les déséquilibres hormonaux peuvent se manifester par un large éventail de symptômes, souvent subtils et faciles à ignorer. Si certains symptômes sont directement liés à des déséquilibres hormonaux spécifiques, d'autres peuvent se chevaucher, ce qui rend difficile l'identification de la cause première sans une évaluation professionnelle. Ce chapitre vous aidera à reconnaître les signes courants de déséquilibres hormonaux et vous donnera les moyens de demander une aide professionnelle si nécessaire. N'oubliez pas qu'il est essentiel de comprendre les signaux de votre corps pour préserver votre santé et votre bien-être.

L'un des signes les plus évidents d'un déséquilibre hormonal est une modification du cycle menstruel. Des règles irrégulières, y compris l'absence de règles, des saignements anormalement abondants ou légers, ou des changements dans la durée du cycle, peuvent être un signe révélateur d'un déséquilibre hormonal. Cela peut indiquer des problèmes d'ovulation, de taux de progestérone ou de fonction thyroïdienne. Un autre signe de déséquilibre hormonal est la fluctuation de l'humeur, qui peut aller d'un excès d'émotion et d'irritabilité à une anxiété et une dépression accrues. Ces fluctuations d'humeur coïncident souvent avec les cycles menstruels ou d'autres changements hormonaux, reflétant l'interaction délicate entre les hormones et les émotions.

Les déséquilibres hormonaux peuvent également avoir un impact sur vos habitudes de sommeil. Si vous avez du mal à vous endormir, si vous vous réveillez fréquemment pendant la nuit ou si vous vous sentez épuisé malgré un sommeil suffisant, cela peut être le signe d'un déséquilibre hormonal. Ceci est particulièrement important pour les femmes qui traversent une période de

la ménopause, où la baisse des niveaux d'œstrogènes entraîne souvent des troubles du sommeil. Les changements dans les niveaux d'énergie, de la fatigue persistante aux explosions inexplicables d'énergie, peuvent également indiquer des problèmes hormonaux. Les hormones thyroïdiennes jouent un rôle essentiel dans la régulation du métabolisme et de la production d'énergie, et les déséquilibres dans ce domaine peuvent avoir un impact significatif sur vos niveaux d'énergie.

Les fluctuations de poids peuvent également être le signe de déséquilibres hormonaux. Certaines femmes peuvent constater une prise de poids inexpliquée, en particulier au niveau de l'abdomen, tandis que d'autres peuvent éprouver des difficultés à perdre du poids en dépit d'un régime alimentaire sain et d'une routine d'exercice. Ce phénomène peut être lié à des déséquilibres des hormones thyroïdiennes, à une résistance à l'insuline ou à des modifications des taux d'œstrogènes et de progestérone.

Les modifications de la peau sont un autre signe révélateur des déséquilibres hormonaux. Les poussées d'acné, en particulier autour de la mâchoire et du menton, peuvent être liées aux fluctuations hormonales. D'autres changements cutanés, tels qu'une sécheresse accrue, un excès de sébum ou même un amincissement des cheveux, peuvent également indiquer des déséquilibres hormonaux. Ce phénomène est souvent attribué à la fluctuation des niveaux d'œstrogènes, en particulier pendant la périménopause et la ménopause.

Les modifications de la libido, ou du désir sexuel, sont un autre aspect à prendre en compte. Une faible libido peut être le symptôme de divers déséquilibres hormonaux, notamment un faible taux de testostérone, des problèmes de thyroïde ou une baisse du taux d'œstrogènes. D'autre part, certaines femmes connaissent une augmentation de leur libido pendant certaines phases de leur cycle menstruel ou lorsqu'elles suivent des traitements hormonaux spécifiques.

Si ces symptômes peuvent être révélateurs de déséquilibres hormonaux, il est important de noter qu'ils peuvent également être causés par d'autres facteurs. Il est toujours conseillé de consulter un professionnel de la santé pour obtenir un diagnostic correct. Il examinera vos antécédents médicaux, procédera à un examen physique et pourra recommander des analyses de sang ou d'autres procédures de diagnostic afin d'identifier la cause sous-jacente de vos symptômes.

Voici une analyse plus complète des déséquilibres hormonaux courants et des symptômes qui y sont associés :

1. Syndrome des ovaires polykystiques (SOPK)

Le SOPK est un trouble hormonal caractérisé par des règles irrégulières, des kystes sur les ovaires et un excès d'androgènes (hormones mâles). Les symptômes les plus courants sont les suivants

- Règles irrégulières ou absentes
- Excès de poils sur le visage et le corps
- (hirsutisme) Acné
- Prise de poids, en particulier au niveau de
- l'abdomen Cheveux clairsemés ou perte de cheveux
- Infertilité
- Taches cutanées ou taches
- sombres Sautes d'humeur et anxiété

2. Endométriose

On parle d'endométriose lorsque des tissus semblables à la muqueuse utérine se développent en dehors de l'utérus, souvent sur les ovaires, les trompes de Fallope ou d'autres organes pelviens. Il s'agit d'une affection douloureuse qui peut provoquer :

- Règles douloureuses (dysménorrhée)• Douleur pelvienne
- Douleur pendant les rapports sexuels
- Saignements menstruels abondants• Infertilité
- Fatigue
- Problèmes digestifs• Sautes d'humeur

3. Troubles de la thyroïde

Les troubles thyroïdiens, tels que l'hypothyroïdie (thyroïde sous-active) et l'hyperthyroïdie (thyroïde hyperactive), peuvent avoir un impact significatif sur l'équilibre hormonal.

Les symptômes de l'hypothyroïdie sont les suivants

- Fatigue
- Prise de poids

- Constipation
- Peau sèche
- Perte de cheveux
- Dépression
- Règles irrégulières
- Sensibilité accrue au froid•
    Ralentissement du rythme
cardiaque

Les symptômes de l'hyperthyroïdie sont les suivants

- Perte de poids
- Augmentation de
l'appétit•   Rythme
cardiaque rapide
-
    Tremble
ments•
    Anxiété
- Irritabilité
- Insomnie
- Augmentation de
la transpiration•
Intolérance à la
chaleur
- Goitre (hypertrophie de la glande thyroïde)

4. Syndrome prémenstruel (SPM)

Le syndrome prémenstruel est une affection courante qui touche les femmes dans les jours ou les semaines précédant leurs règles. Les fluctuations hormonales au cours de cette période peuvent provoquer divers symptômes, notamment :

- ◆   Sautes d'humeur
- ◆   Irritabilité

- Dépression
- Anxiété
- Fatigue• Ballonneme
nts
- Sensibilité des
seins• Maux de tête
- Les fringales

5. Ménopause

La ménopause est une transition naturelle qui marque la fin des cycles menstruels d'une femme, lorsque ses ovaires cessent de produire des œstrogènes et de la progestérone. Elle est associée à divers symptômes, notamment

- Bouffées de chaleur et sueurs nocturnes• Sécheresse vaginale
- Sautes d'humeur
- Troubles du sommeil• Prise de poids
- Perte de cheveux
- Baisse de la libido
- Perte osseuse (ostéoporose)• Risque de maladie cardiaque

6. Périménopause

La périménopause est la période qui précède la ménopause,

au cours de laquelle au cours de laquelle
        l'organisme corps subit   d'importantes
        hormonale

changements. Ces changements sont souvent à l'origine de :

- Règles irrégulières
- Sautes d'humeur
- Bouffées de chaleur
- Problèmes de sommeil
- Sécheresse vaginale
- Baisse de la libido
- Prise de poids

7. Fatigue surrénalienne

La fatigue surrénale n'est pas un diagnostic médical reconnu, mais c'est un terme utilisé pour décrire un état de stress prolongé qui peut entraîner des déséquilibres dans les glandes surrénales, qui produisent des hormones comme le cortisol et l'aldostérone. Les symptômes peuvent inclure

- Fatigue
- Difficultés de concentration
- Sautes d'humeur
- Hypoglycémie
- Besoin d'aliments salés ou sucrés
- Insomnie
- Faiblesse musculaire
- Faible libido

Bien que les symptômes énumérés ci-dessus soient généralement associés à des déséquilibres hormonaux, il est important de se rappeler que ils peuvent également être causés par d'autres facteurs. La meilleure façon de déterminer si vous souffrez d'un déséquilibre hormonal est de consulter un professionnel de la santé. Il pourra vous aider à identifier la cause sous-jacente de vos symptômes et vous recommander un plan de traitement approprié.

Démêler l'écheveau hormonal

Le diagnostic des déséquilibres hormonaux peut s'apparenter à la résolution d'un puzzle complexe, mais avec les outils et l'expertise appropriés, nous pouvons percer le mystère et trouver la clé pour rétablir l'équilibre. Imaginez votre corps comme un orchestre finement réglé, chaque hormone jouant un rôle vital dans la symphonie de la vie. Lorsqu'un instrument est désaccordé, c'est toute l'harmonie qui est perturbée. C'est pourquoi un diagnostic approfondi est essentiel pour comprendre la cause profonde d'un déséquilibre hormonal.

La première étape de la découverte de l'énigme hormonale est souvent une conversation détaillée avec votre fournisseur de soins de santé. Il s'agit d'une
consiste à discuter de vos antécédents médicaux, de vos symptômes et de vos éventuels antécédents familiaux de troubles hormonaux. Cette évaluation initiale permet à votre médecin d'adapter l'approche diagnostique à vos besoins spécifiques.

Les analyses de sang : Une fenêtre sur votre monde hormonal

L'un des outils de diagnostic les plus courants pour les troubles hormonaux.
est une analyse de sang. Ces tests donnent un aperçu de vos niveaux d'hormones à un moment précis. Les analyses de sang permettent de mesurer différentes hormones, notamment :

Les œstrogènes : Ce groupe d'hormones joue un rôle crucial dans le développement et la régulation des organes reproducteurs féminins, la menstruation et les caractéristiques sexuelles secondaires.
La progestérone : Cette hormone est essentielle au maintien d'une grossesse saine, à la régulation du cycle

menstruel et à la préparation de l'utérus pour la nidation.

La testostérone : Bien qu'elle soit principalement associée aux hommes, les femmes produisent également de la testostérone, qui joue un rôle essentiel dans la santé des os, la masse musculaire et la libido.

Hormones thyroïdiennes : La glande thyroïde produit des hormones qui contrôlent le métabolisme, les niveaux d'énergie et d'autres fonctions essentielles.

Le cortisol : Cette hormone du stress joue un rôle crucial dans la régulation de la glycémie, de la pression artérielle et de l'inflammation. **Autres hormones :** En fonction de vos symptômes et de vos préoccupations, votre médecin peut vous demander de procéder à des analyses d'autres hormones, telles que l'hormone folliculo-stimulante (FSH), l'hormone lutéinisante, l'hormone de croissance et l'hormone de croissance.

(LH) et la prolactine.

L'échographie : Visualiser le paysage interne

Pour certaines pathologies, votre médecin peut vous recommander une échographie afin d'obtenir une image visuelle de vos organes internes. Cette technique d'imagerie non invasive utilise des ondes sonores pour créer des images de vos organes reproducteurs, de votre glande thyroïde et d'autres structures.

Une échographie peut aider à identifier des anomalies dans les domaines suivants :

Ovaires : L'échographie permet de détecter les kystes, les fibromes et d'autres anomalies dans les ovaires qui peuvent perturber l'équilibre hormonal.

Utérus : Cette technique d'imagerie permet d'évaluer la taille et la forme de l'utérus, d'identifier les fibromes et de détecter les polypes ou autres anomalies.

Thyroïde : L'échographie peut aider à visualiser la glande thyroïde et à identifier des nodules ou d'autres anomalies.

Autres outils de diagnostic

Outre les analyses de sang et les échographies, d'autres outils de diagnostic peuvent être utilisés pour démêler l'énigme hormonale, en fonction de la pathologie en cause.

Examen pelvien : Un examen pelvien permet à votre médecin d'examiner vos organes reproducteurs pour détecter d'éventuelles anomalies.

Le frottis cervical : Ce test permet de dépister le cancer du col de l'utérus et fait souvent partie d'un examen pelvien de routine.

Biopsie de l'endomètre : cette procédure consiste à prélever un échantillon de tissu de la muqueuse utérine afin d'identifier d'éventuelles anomalies.

Tests génétiques : Dans certains cas, des tests génétiques peuvent être utilisés pour identifier les mutations qui peuvent contribuer aux déséquilibres hormonaux.

Études d'imagerie : Pour certaines pathologies, des examens d'imagerie tels que l'IRM ou la tomodensitométrie peuvent être utilisés pour obtenir une vue plus détaillée des structures internes.

Interpréter les résultats : Dévoiler les indices

Une fois les tests terminés, votre médecin examinera attentivement analyser les résultats pour identifier les éventuels déséquilibres hormonaux et en comprendre les causes potentielles.

Fourchettes normales : Il est important de noter que les taux d'hormones peuvent varier en fonction de l'âge, du mode de vie et d'autres facteurs. Votre médecin comparera vos résultats aux fourchettes normales pour votre âge et votre sexe afin de déterminer s'il existe des écarts significatifs.

Déséquilibres hormonaux : Si vos taux d'hormones se situent en dehors de la plage normale, votre médecin discutera des causes potentielles et explorera les traitements possibles.

Conditions sous-jacentes : Dans certains cas, des troubles hormonaux
Les déséquilibres peuvent être le symptôme d'une maladie sous-jacente, comme le SOPK, l'endométriose ou les troubles de la thyroïde.

Trouver le bon traitement : Rassembler les pièces du puzzle

Une fois le puzzle hormonal résolu, votre médecin travaillera avec vous pour créer un plan de traitement personnalisé qui répond à vos besoins et objectifs spécifiques. Les options de traitement peuvent inclure

Modifications du mode de vie : Souvent, de simples changements dans le mode de vie, tels que l'amélioration de l'alimentation, la gestion du stress, la pratique régulière d'une activité physique et un sommeil suffisant, peuvent avoir un impact significatif sur la santé.
améliorer l'équilibre hormonal.

Médicaments : Votre médecin peut vous recommander des médicaments pour réguler les niveaux d'hormones ou traiter des affections sous-jacentes.

Hormonothérapie : L'hormonothérapie peut être utilisée pour remplacer les hormones manquantes ou ajuster l'équilibre hormonal, mais
il est important de discuter des risques et des bénéfices potentiels avec votre médecin.

Thérapies alternatives : Certaines personnes peuvent être soulagées par des thérapies alternatives telles que l'acupuncture, les remèdes à base de plantes ou le yoga.

Donner du pouvoir à votre voyage

La compréhension de vos hormones est un outil puissant dans votre quête d'une santé et d'un bien-être optimaux. Armé de
Grâce à des connaissances approfondies et à une approche proactive, vous pouvez naviguer dans le paysage hormonal, gérer les symptômes et vous donner les moyens de vivre une vie plus saine et plus heureuse. N'oubliez pas qu'il est important de travailler en étroite collaboration avec votre fournisseur de soins de santé afin de créer un plan de traitement qui corresponde à vos besoins individuels.

Faire des choix éclairés

Notre corps est un orchestre complexe dans lequel les hormones jouent le rôle de chefs d'orchestre, orchestrant une symphonie d'émotions et d'émotions.
qui nous permettent de rester en vie et de prospérer. Ces substances chimiques
Ces messagers sont produits par diverses glandes de notre système endocrinien et influencent presque tous les aspects de notre santé, de notre humeur et de nos habitudes de sommeil à notre métabolisme et à nos habitudes de vie.
les cycles de reproduction.

Si nos gènes jouent un rôle dans la détermination de notre composition hormonale, les choix de mode de vie exercent une influence considérable sur notre harmonie hormonale. Les facteurs liés au mode de vie sont les
Les hormones sont les instruments de l'orchestre, chacun contribuant à la mélodie générale de notre bien-être.
L'alimentation, l'exercice, la gestion du stress et le sommeil ne sont que quelques-uns des éléments cruciaux du mode de vie qui peuvent améliorer ou perturber l'équilibre délicat de nos hormones.

Imaginez vos hormones comme un groupe de danseurs, chacun ayant son propre rythme et son propre style. Une alimentation équilibrée revient à leur fournir la musique et l'entraînement adéquats, ce qui leur permet de se déplacer en harmonie. Lorsque vous nourrissez votre corps avec des aliments riches en nutriments, vous fournissez à vos hormones les éléments de base dont elles ont besoin pour fonctionner de manière optimale.
Pensez aux fruits,
Les légumes, les céréales complètes, les protéines maigres et les graisses saines constituent le carburant qui permet à ces danseurs hormonaux de rester énergiques et synchronisés.

À l'inverse, un régime rempli d'aliments transformés, de boissons sucrées et de quantités excessives de graisses malsaines équivaut à jouer de la musique à contretemps qui déséquilibre les danseurs. Ces aliments peuvent perturber la production d'hormones, déclencher des inflammations, et entraînent des déséquilibres qui ont un impact négatif sur votre santé globale.

L'exercice physique, quant à lui, est comme l'ajout d'une routine de danse puissante à la performance. Une activité physique régulière aide à réguler la production d'hormones, améliore la sensibilité à l'insuline,
réduit l'inflammation et stimule l'humeur. C'est comme si on donnait à ces danseurs hormonaux une chance de bouger librement, de s'exprimer et de rester en forme.

Cependant, le stress peut perturber l'orchestre hormonal. Lorsque nous sommes constamment stressés, notre corps libère une grande quantité de cortisol, l'hormone du stress. Cela peut perturber l'équilibre des autres hormones, entraînant une cascade d'effets indésirables.
Le stress est à l'origine de problèmes tels que la prise de poids, les troubles du sommeil et même l'affaiblissement de l'immunité. Pensez au stress comme à un son fort et disharmonieux qui perturbe le rythme des danseurs et menace de déséquilibrer l'ensemble du spectacle.

Pour contrer les effets du stress, nous devons introduire des instruments apaisants dans l'orchestre. La pleine conscience, la méditation, le yoga et d'autres pratiques de réduction du stress aident à réguler les niveaux de cortisol et à créer un environnement plus harmonieux pour le développement de nos hormones. Imaginez ces
Les techniques d'entraînement sont utilisées comme des mélodies apaisantes qui apaisent les danseurs, rétablissent leur équilibre et apportent un sentiment de paix à la performance.

Le sommeil est un autre instrument essentiel de l'orchestre hormonal.
Pendant le sommeil, notre corps se répare et se rajeunit, et notre corps se régénère.
les hormones sont régulées et équilibrées. Le sommeil est une pause cruciale dans le spectacle, qui donne aux danseurs

le temps de se reposer, de se ressourcer et de se préparer à l'acte suivant.

Lorsque nous manquons de sommeil, nos hormones se désynchronisent, ce qui entraîne toute une série de problèmes tels que des sautes d'humeur, une augmentation de l'acuité visuelle, des troubles de la mémoire et des troubles de l'humeur.

l'appétit et l'altération des fonctions cognitives. Cela revient à laisser les danseurs se produire sans repos suffisant, ce qui entraîne de la fatigue, des erreurs et une baisse de leur performance globale.

En adoptant une approche holistique qui intègre une alimentation saine, un exercice physique régulier, des techniques de gestion du stress et un sommeil adéquat, nous pouvons créer un environnement harmonieux pour que nos hormones se développent. Tout comme un orchestre bien préparé
Pour que la performance soit belle et captivante, des hormones équilibrées contribuent à une symphonie de bien-être dans notre corps.

Le pouvoir de l'alimentation : Nourrir vos hormones

Les aliments que nous consommons fournissent les matières premières dont notre corps a besoin pour produire des hormones. Il n'est donc pas surprenant que l'alimentation joue un rôle essentiel dans l'équilibre hormonal. Tout comme un chef compétent sélectionne soigneusement les ingrédients pour créer un repas délicieux, nous devons être attentifs aux ingrédients que nous fournissons à notre corps.

Alimentez vos hormones :
Les aliments complets : Considérez-les comme les meilleurs ingrédients de notre cuisine hormonale. Les fruits, les légumes, les céréales complètes, les protéines maigres et les graisses saines fournissent les nutriments essentiels dont notre corps a besoin pour produire efficacement des hormones. Les fruits et
Les légumes regorgent de vitamines, de minéraux et d'éléments nutritifs.
des antioxydants qui soutiennent la production d'hormones et protègent contre le stress oxydatif. Les céréales complètes fournissent des fibres qui aident à réguler la glycémie et le métabolisme des hormones. Les protéines maigres, comme le poisson, la volaille et les haricots, fournissent des acides

aminés essentiels à la synthèse des hormones. Des graisses saines, comme celles que l'on trouve dans les avocats, les noix et les graines,
contribuent à l'équilibre hormonal et à la santé du cerveau. **Des nutriments puissants :** Certains aliments sont particulièrement bénéfiques pour l'équilibre hormonal :

Légumes crucifères : Le brocoli, le chou-fleur, le chou et les choux de Bruxelles contiennent des composés qui favorisent la détoxification des œstrogènes.

Produits à base de soja : Le soja et les produits à base de soja contiennent des isoflavones, des composés végétaux qui imitent les effets des œstrogènes, ce qui peut être utile pendant la ménopause.

Graines de lin : Ces graines sont riches en lignanes, qui se transforment en phytoestrogènes dans l'organisme, offrant ainsi des avantages potentiels pour l'équilibre hormonal.

Aliments riches en zinc : Huîtres, bœuf, graines de citrouille, et Les pois chiches sont d'excellentes sources de zinc, un minéral essentiel à la production et à la régulation des hormones.

Aliments riches en magnésium : Les légumes verts à feuilles sombres, les amandes, les avocats et les bananes sont de bonnes sources de magnésium, un minéral qui favorise la gestion du stress et la production d'hormones.

Perturbateurs hormonaux : Tout comme certains ingrédients peuvent rehausser un plat, d'autres peuvent le gâcher. Certains aliments et produits chimiques peuvent interférer avec la production d'hormones et la production d'énergie. et agissent comme des perturbateurs de l'orchestre hormonal. **Les aliments transformés :** Ils sont souvent chargés de sucre, de graisses malsaines et d'additifs, qui peuvent tous perturber les fonctions hormonales. l'équilibre hormonal et entraînent des inflammations.

Les édulcorants artificiels : Bien qu'ils soient commercialisés comme étant sans sucre, ils peuvent en fait perturber les bactéries intestinales, qui jouent un rôle crucial dans la régulation hormonale.

Produits chimiques perturbateurs d'hormones : On les trouve dans les pesticides, les emballages en plastique et certains produits de soins personnels. Ils peuvent imiter ou bloquer les hormones, ce qui entraîne des déséquilibres hormonaux.

L'impact de l'exercice : Vers l'harmonie hormonale

L'exercice ne consiste pas seulement à brûler des calories et à développer des muscles ; c'est aussi un outil puissant pour réguler la production d'hormones. Une activité physique régulière peut aider à équilibrer

L'exercice physique permet d'améliorer les niveaux d'hormones, de réduire le stress, d'améliorer le sommeil et d'accroître le bien-être général. Pensez à l'exercice comme à une routine de danse rythmique qui apporte harmonie et vitalité à l'orchestre hormonal.

Les bienfaits hormonaux de l'exercice :

Réduction du stress : L'exercice libère des endorphines, qui ont des effets bénéfiques sur l'humeur et aident à contrer la montée de cortisol induite par le stress.

Amélioration de la sensibilité à l'insuline : Une activité physique régulière améliore la capacité de l'organisme à utiliser efficacement l'insuline, ce qui est essentiel pour maintenir le taux de sucre dans le sang et favoriser l'équilibre hormonal.

Réduction de l'inflammation : L'exercice aide à réduire l'inflammation dans tout le corps, ce qui peut contribuer aux déséquilibres hormonaux.

Amélioration de la qualité du sommeil : L'exercice régulier peut améliorer la qualité du sommeil, ce qui se traduit par une meilleure régulation hormonale et une meilleure santé générale.

Production d'hormones : L'exercice physique peut stimuler la production d'hormones comme la testostérone, qui joue un rôle dans les niveaux d'énergie, la croissance musculaire et la libido.

Types d'exercices :

Exercice aérobique : Les activités telles que la marche rapide, la course à pied, la natation et le cyclisme sont bénéfiques pour la santé cardiovasculaire et l'équilibre hormonal.

Entraînement musculaire : Lever des poids, faire des exercices au poids du corps ou utiliser des bandes de résistance permet de développer la masse musculaire et d'améliorer la sensibilité à l'insuline.

Yoga et Pilates : Ces activités à faible impact améliorent la souplesse, la force et l'équilibre, tout en favorisant la relaxation et la réduction du stress.

Le lien entre le stress et les hormones : Naviguer dans les montagnes russes du stress

Le stress fait inévitablement partie de la vie, mais le stress chronique peut faire des ravages sur nos hormones. Lorsque nous sommes stressés, nos L'organisme libère du cortisol, l'hormone du stress. Si le cortisol est essentiel pour répondre au stress à court terme, une production excessive et prolongée de cortisol peut perturber l'équilibre hormonal et entraîner toute une série de problèmes. Considérez le stress comme un Cette force peut déséquilibrer l'ensemble de l'orchestre hormonal, créant ainsi un déséquilibre qui affecte notre santé physique et mentale.

Stress et déséquilibres hormonaux :
Augmentation du cortisol : Le stress chronique augmente le taux de cortisol, ce qui peut perturber la production d'autres hormones comme l'œstrogène, la progestérone et la testostérone.
Prise de poids : Des niveaux élevés de cortisol peuvent entraîner une augmentation de l'appétit, des envies d'aliments malsains et un stockage des graisses, en particulier dans la région abdominale.
Troubles du sommeil : Un taux élevé de cortisol peut nuire au sommeil, ce qui perturbe encore plus l'équilibre hormonal.
Sautes d'humeur : Le stress peut entraîner des sautes d'humeur, de l'anxiété, voire une dépression, qui peuvent être encore amplifiées par des déséquilibres hormonaux.
Une immunité affaiblie : Le stress chronique peut affaiblir le système immunitaire, ce qui nous rend plus vulnérables aux maladies.

Techniques de gestion du stress : Tout comme on peut apprendre à jouer d'un instrument, on peut aussi apprendre à gérer efficacement le stress.
La pleine conscience : L'attention portée au moment

présent, sans jugement, peut contribuer à réduire le stress et à favoriser la relaxation.

La méditation : La pratique régulière de la méditation peut calmer l'esprit, réduire l'anxiété et favoriser l'équilibre hormonal. **Yoga :** cette pratique associe des postures physiques, des techniques de respiration et la pleine conscience pour réduire le stress, améliorer la souplesse et le bien-être général.

Exercices de respiration profonde : Respirer lentement et profondément permet d'activer le système nerveux parasympathique, qui aide à calmer le corps et à réduire le stress.

Passer du temps dans la nature : Il a été démontré que le contact avec la nature réduit le stress, améliore l'humeur et favorise la relaxation.

Rechercher un soutien social : Parler à des amis, à la famille ou à un thérapeute peut apporter un soutien émotionnel et aider à gérer le stress.

Donner la priorité à l'auto-prise en charge : S'adonner à des activités qui vous plaisent, comme la lecture, les loisirs ou le temps passé avec des proches, peut contribuer à réduire le stress et à améliorer votre bien-être général.

L'importance du sommeil : Rétablir l'harmonie hormonale

Le sommeil ne sert pas seulement à reposer notre esprit ; c'est aussi un moment crucial pour que notre corps se répare, se rajeunisse et régule ses hormones. Le sommeil est une pause réparatrice dans l'orchestre hormonal, qui permet aux danseurs de se ressourcer et de se préparer à une nouvelle performance pleine de vitalité.

Régulation hormonale pendant le sommeil :
Production d'hormone de croissance : L'hormone de croissance, essentielle à la réparation et à la régénération des cellules, est principalement libérée pendant le sommeil.
Régulation du cortisol : Le taux de cortisol diminue naturellement pendant le sommeil, ce qui permet à l'organisme de se reposer et de récupérer.
Sensibilité à l'insuline : Un sommeil suffisant améliore la sensibilité à l'insuline, qui est essentielle pour maintenir le

taux de sucre dans le sang et l'équilibre hormonal.

Régulation de l'humeur : Le manque de sommeil peut entraîner des sautes d'humeur, de l'irritabilité et des difficultés de concentration, qui peuvent tous être exacerbés par des déséquilibres hormonaux.

Conseils pour l'hygiène du sommeil :
Établissez un horaire de sommeil régulier : Se coucher et se réveiller à peu près à la même heure chaque jour, même le week-end, permet de réguler le cycle naturel de sommeil et d'éveil de l'organisme.

Créez une routine relaxante à l'heure du coucher : Des activités comme prendre un bain chaud, lire un livre ou écouter de la musique apaisante peuvent indiquer à votre corps qu'il est temps de se détendre.

Optimisez votre environnement de sommeil : Veillez à ce que votre chambre soit sombre, calme et fraîche, et évitez d'utiliser des appareils électroniques avant de vous coucher.

Évitez la caféine et l'alcool avant de vous coucher : ces substances peuvent nuire à la qualité du sommeil.

Faites de l'exercice régulièrement : Une activité physique régulière peut améliorer la qualité du sommeil, mais évitez de faire de l'exercice trop près de l'heure du coucher.

Limitez les siestes : Si les courtes siestes peuvent être bénéfiques, les siestes longues ou fréquentes peuvent perturber votre cycle de sommeil.

Demandez l'aide d'un professionnel si nécessaire : Si vous avez des problèmes de sommeil persistants, consultez votre médecin ou un spécialiste du sommeil.

En faisant des choix conscients en matière d'alimentation, d'exercice, de gestion du stress et de sommeil, nous pouvons donner à notre corps les moyens de maintenir l'équilibre hormonal et d'atteindre une santé et un bien-être optimaux. Tout comme un chef d'orchestre guide un orchestre pour créer une symphonie harmonieuse, nous pouvons devenir les chefs d'orchestre de notre propre santé hormonale, garantissant ainsi une vie vibrante et épanouie. dans la symphonie complexe de nos vies.

Donner du pouvoir à son corps

Le corps humain est une symphonie de processus complexes, dont les hormones sont les chefs d'orchestre. Lorsque ces messagers chimiques sont en harmonie, ils orchestrent un processus d'amélioration de la qualité de vie.

Il remplit une multitude de fonctions qui nous maintiennent en bonne santé et en pleine vitalité. Mais lorsque cet équilibre délicat est rompu, une cascade d'effets indésirables peut survenir.

des symptômes peuvent apparaître, affectant notre humeur, notre énergie, notre sommeil et notre bien-être général.

Si les interventions médicales traditionnelles peuvent remédier à des déséquilibres hormonaux spécifiques, une approche holistique qui renforce les mécanismes naturels de guérison de l'organisme peut souvent constituer un complément efficace aux traitements conventionnels. Cette approche

consiste à adopter un mode de vie qui favorise l'harmonie hormonale, un parcours qui commence par la compréhension des principes fondamentaux des approches naturelles de l'équilibre hormonal.

Le pouvoir de l'alimentation : Nourrir votre corps pour un équilibre hormonal

Votre alimentation joue un rôle essentiel dans l'orchestration de votre symphonie hormonale. Tout comme un musicien choisit soigneusement les bonnes notes pour créer une belle mélodie, vous pouvez choisir des aliments qui favorisent l'équilibre hormonal et créent un environnement harmonieux dans votre corps.

Nourrir votre corps de l'intérieur : Le pouvoir des

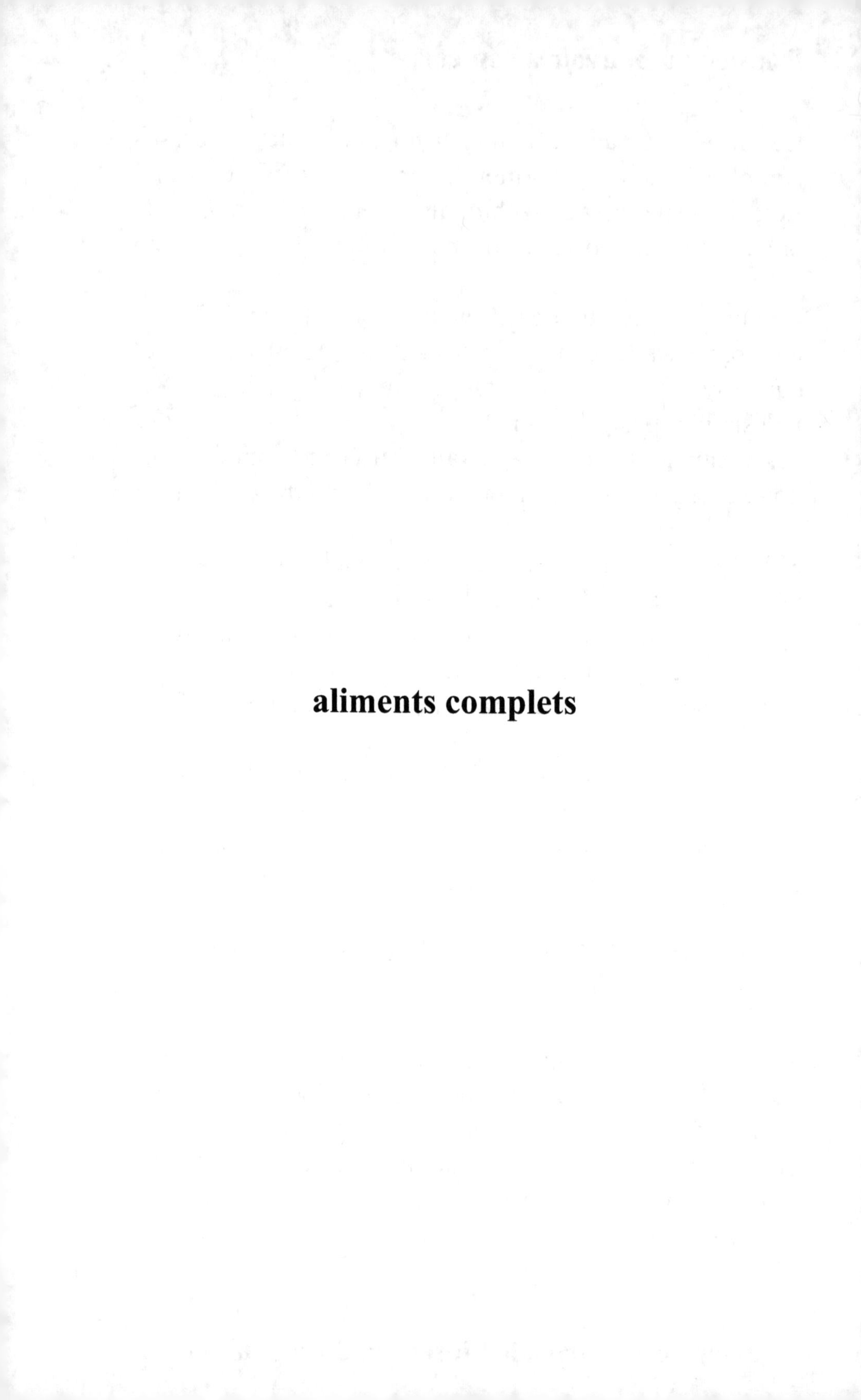

aliments complets

Le fondement d'une alimentation respectueuse des hormones repose sur l'adoption d'aliments entiers et non transformés. Considérez votre corps comme un temple, et ces aliments nourrissants comme les offrandes qui entretiennent sa santé et sa vitalité.

Fruits et légumes : Ces trésors de vitalité regorgent de vitamines, de minéraux et d'antioxydants qui aident à réguler la production d'hormones et à protéger les cellules contre les dommages.

Les céréales complètes : Riches en fibres, en vitamines B et en magnésium,
les céréales complètes aident à stabiliser le taux de sucre dans le sang, ce qui a un impact direct sur la production d'hormones.

Des graisses saines : Les acides gras essentiels, que l'on trouve notamment dans les avocats, les noix et les poissons gras, sont essentiels au bon fonctionnement des hormones. et la communication cellulaire.

Protéines maigres : Elles constituent les éléments de base des hormones, dont elles favorisent la production et le fonctionnement.

Limiter les perturbateurs hormonaux : Protéger son corps des influences indésirables

Tout comme un musicien évite les notes discordantes, il est essentiel de faire attention aux aliments qui peuvent perturber votre harmonie hormonale.

Les aliments transformés : Ils sont souvent chargés d'ingrédients artificiels, de graisses trans et de sucre raffiné, qui peuvent causer des dommages à votre système endocrinien.

Les édulcorants artificiels : Ces substances synthétiques peuvent interfèrent avec la production d'hormones et déclenchent des inflammations.

Produits chimiques perturbateurs d'hormones : Présents dans les pesticides,
et certains produits de soins personnels, ces produits chimiques peuvent imiter ou bloquer les hormones, entraînant des déséquilibres.

Le rôle des fibres : Régulation de la production d'hormones

Les fibres sont comme le chef d'orchestre qui veille à ce que tous les instruments jouent en harmonie. Elles jouent un rôle essentiel dans la régulation du taux de sucre dans le sang, ce qui a une incidence directe sur la santé.
la production d'hormones.

Les fibres solubles : Présentes dans l'avoine, les haricots et les pommes, les fibres solubles aident à réguler le taux de sucre dans le sang, évitant ainsi les pics et les chutes qui peuvent perturber l'équilibre hormonal.
Les fibres insolubles : Présentes dans les céréales complètes, les légumes et les noix, les fibres insolubles favorisent une bonne digestion et aident à éliminer l'excès d'œstrogènes dans l'organisme.

Hydratation et harmonie hormonale : Bien s'hydrater

L'eau est l'élément vital de votre corps, essentiel à toutes les fonctions, y compris l'équilibre hormonal.

Une hydratation optimale : Une bonne hydratation permet aux hormones d'être transportées efficacement dans tout le corps, évitant ainsi les déséquilibres.
Aliments riches en eau : Les fruits et les légumes comme la pastèque, les concombres et les épinards fournissent une hydratation suffisante.

Suppléments nutritionnels : Favoriser l'équilibre hormonal

Dans certains cas, les compléments alimentaires peuvent être bénéfiques pour l'équilibre hormonal, mais il est essentiel de consulter un professionnel de la santé avant de prendre des compléments.

Vitamine D : Joue un rôle essentiel dans la régulation des niveaux d'œstrogènes et la santé des os.
Magnésium : Essentiel pour la production d'hormones, la gestion du stress et la qualité du sommeil.
Zinc : favorise la production d'hormones, la fonction immunitaire et la cicatrisation des plaies.

Le pouvoir de l'exercice : Bouger son corps pour une harmonie hormonale

L'activité physique régulière est comme un diapason pour votre symphonie hormonale, aidant à harmoniser et à équilibrer les niveaux d'hormones.

Les avantages de l'exercice physique

Sensibilité accrue à l'insuline : L'exercice améliore votre La réponse de l'organisme à l'insuline aide à réguler la glycémie et à stabiliser la production d'hormones.
Réduction des hormones de stress : L'exercice contribue à la libération d'endorphines, réduisant ainsi le taux de cortisol et favorisant un sentiment de bien-être.
Amélioration de la qualité du sommeil : L'exercice physique peut améliorer la qualité du sommeil, contribuant ainsi à une meilleure production et régulation des hormones.

Types d'exercices

Exercice cardiovasculaire : Des activités comme la course à pied, la natation ou le vélo contribuent à améliorer la santé cardiovasculaire, à augmenter la sensibilité à l'insuline et à réduire les hormones de stress. **Entraînement musculaire :** Le fait de soulever des poids ou d'effectuer des exercices au poids du corps permet de développer la masse musculaire, d'augmenter la densité osseuse et d'améliorer la régulation hormonale.

Exercices pour le corps et l'esprit : Des pratiques telles que le yoga, le Pilates et le Tai Chi favorisent la flexibilité, l'équilibre et la réduction du stress.

Le pouvoir de la gestion du stress : Trouver la paix intérieure pour un équilibre hormonal

Le stress est un perturbateur majeur de l'harmonie hormonale. Lorsque vous êtes constamment stressé, votre corps libère du cortisol, une hormone qui peut déséquilibrer votre équilibre hormonal.

Techniques de gestion du stress

La pleine conscience et la méditation : Ces pratiques permettent de calmer l'esprit, de réduire les hormones de stress et de favoriser la relaxation.

Exercices de respiration profonde : Respirer lentement et profondément peut aider à calmer le système nerveux et à réduire le stress.

Le yoga et le tai chi : Ces pratiques douces associent le mouvement physique à la pleine conscience, favorisant ainsi la réduction du stress et la relaxation.

Passer du temps dans la nature : S'immerger dans la nature peut avoir un effet calmant sur le corps et l'esprit.

Se rapprocher de ses proches : Le soutien social peut atténuer les effets du stress.

L'importance du sommeil : Rétablir l'harmonie hormonale

Le sommeil n'est pas seulement une période de repos ; c'est aussi le moment où l'organisme se répare, produit des hormones et consolide les souvenirs.

Production hormonale pendant le sommeil : De nombreuses hormones importantes, dont l'hormone de croissance, sont principalement produites pendant le sommeil.

Sommeil et stress : Un sommeil suffisant contribue à réduire le taux de cortisol et à favoriser un sentiment de calme.

Conseils pour l'hygiène du sommeil

Établissez un horaire de sommeil régulier : Se coucher et se réveiller à peu près à la même heure chaque jour permet de réguler le cycle naturel de sommeil et d'éveil de l'organisme.

Créez une routine relaxante à l'heure du coucher : Se détendre en prenant un bain chaud, en lisant un livre ou en faisant des exercices de relaxation. écouter de la musique apaisante peut aider à signaler à votre corps qu'il est temps de dormir.

Optimisez votre environnement de sommeil : Veillez à ce que votre chambre à coucher soit sombre, calme et fraîche.

Évitez la caféine et l'alcool avant de vous coucher : Ces substances peuvent perturber le sommeil.

Donner du pouvoir à votre corps : Une approche holistique de l'équilibre hormonal

Le cheminement vers l'équilibre hormonal est unique et

personnel. Il nécessite une approche holistique qui tient
compte des éléments suivants

l'interconnexion de l'esprit, du corps et de l'âme. En adoptant les principes décrits ci-dessus, vous pouvez renforcer les mécanismes naturels de guérison de votre corps et rétablir l'harmonie de votre symphonie hormonale.

N'oubliez pas qu'il s'agit d'un voyage à la découverte de soi et qu'il est essentiel d'être à l'écoute de son corps, de faire des choix qui favorisent son bien-être et de demander conseil à des professionnels de la santé qualifiés.
des professionnels si nécessaire.

En vous engageant sur cette voie, vous découvrirez que la santé et le bien-être ne se limitent pas à l'absence de symptômes, mais qu'il s'agit de vivre en harmonie avec les rythmes naturels de votre corps, en favorisant un profond sentiment de bien-être qui rayonne de l'intérieur.

Nourrir son corps de l'intérieur

Le pouvoir de l'alimentation sur l'équilibre hormonal est indéniable. C'est comme si vous fournissiez à votre corps les éléments de base dont il a besoin pour orchestrer une magnifique symphonie hormonale. Il s'agit de nourrir votre corps de l'intérieur, en lui fournissant les nutriments essentiels qui aident vos hormones à danser en harmonie.

L'une des premières étapes d'une alimentation respectueuse des hormones consiste à adopter des aliments entiers et non transformés. Pensez à des fruits et légumes pleins de vie et regorgeant de vitamines, de minéraux et d'antioxydants. Imaginez que vous vous laissiez tenter par les riches saveurs des graisses saines que l'on trouve dans les avocats, l'huile d'olive, les noix et les graines. Ces
Les aliments riches en nutriments sont les moteurs de votre système endocrinien, car ils fournissent les éléments nécessaires à la production d'hormones et à un fonctionnement optimal.

Plongeons plus profondément dans le monde des aliments sans hormones :

Fruits et légumes : Un arc-en-ciel de soutien hormonal

Les fruits et les légumes sont en quelque sorte la pharmacie naturelle de vos hormones. Ils regorgent de vitamines, de minéraux et d'antioxydants essentiels qui jouent un rôle crucial dans la production, la régulation et la détoxification des hormones. Voici quelques exemples notables :

Les légumes crucifères : Pensez au brocoli, au chou-fleur, au chou frisé et au chou de Bruxelles. Ces superstars sont riches en des substances phytochimiques comme l'indole-3-carbinol (I3C), qui aide à réguler le métabolisme des œstrogènes et peut contribuer à l'amélioration de la qualité de vie. l'équilibre hormonal.

Les baies : Des myrtilles aux fraises en passant par les framboises et les mûres, ces petits bijoux regorgent d'énergie.
des antioxydants qui protègent les cellules contre les dommages et peuvent aider à réduire l'inflammation, qui peut contribuer aux déséquilibres hormonaux.

Les agrumes : Les oranges, les citrons, les pamplemousses et les citrons verts regorgent de vitamine C, un puissant antioxydant qui favorise la production de collagène, essentielle à une production hormonale saine.

Les avocats : Bien qu'il s'agisse techniquement d'un fruit, les avocats sont incroyablement riches en graisses saines, en particulier en acides gras monoinsaturés, qui sont essentiels à la production et à la régulation des hormones.

Légumes verts à feuilles : Les épinards, le chou frisé et la laitue romaine regorgent de vitamines, de minéraux et de fibres, qui jouent tous un rôle important dans le maintien de l'équilibre hormonal. Ils contiennent également de l'acide folique, qui est essentiel au bon fonctionnement des cellules, y compris à la production d'hormones.

Graisses saines : Nourrir vos hormones

Tout comme une machine bien huilée, les graisses saines sont essentielles au fonctionnement optimal des hormones. Ces graisses agissent comme des messagers, aidant les hormones à se déplacer dans l'ensemble de l'organisme et à accomplir leurs tâches vitales.

Acides gras oméga-3 : Présents dans les poissons gras comme le saumon, le thon et le maquereau, ainsi que dans les graines de lin, les graines de chia et les noix, les acides gras oméga-3 jouent un rôle important dans la production et la régulation des hormones. Ils ont des propriétés anti-inflammatoires qui peuvent aider à réduire l'inflammation associée aux déséquilibres hormonaux.

Acides gras monoinsaturés : abondants dans les avocats, L'huile d'olive, les noix et les graines, les graisses monoinsaturées aident à réguler la production d'hormones et le taux de sucre dans le sang.
sont essentiels à l'équilibre hormonal.

Acides gras essentiels : ils comprennent les acides gras oméga-3 et oméga-6. Ils contribuent à la formation des membranes cellulaires, qui sont essentielles à la production et au fonctionnement des hormones.

Fibres : votre équilibre hormonal

Les fibres, un type d'hydrate de carbone que l'organisme ne peut pas digérer,
joue un rôle essentiel dans l'équilibre hormonal. Il agit comme un chef d'orchestre en aidant à réguler le taux de sucre dans le sang,
favorisent une digestion saine et facilitent le métabolisme hormonal.

Fibre soluble : Présentes dans l'avoine, les haricots, les lentilles, les pommes et les poires, les fibres solubles absorbent l'eau et forment un gel.
substance du système digestif qui aide à réguler la glycémie et à ralentir l'absorption du sucre.

Fibres insolubles : Présentes dans les céréales complètes, les noix, les graines et les légumes, les fibres insolubles augmentent le volume des selles, ce qui favorise la régularité du transit intestinal et prévient la constipation.

L'hydratation : L'élixir de l'harmonie hormonale

Tout comme une plante a besoin d'eau pour se développer, votre corps a besoin de
une hydratation adéquate pour une fonction hormonale optimale. L'eau est essentielle au transport des hormones dans tout le corps, à l'élimination des toxines et au soutien des processus biochimiques de l'organisme.

Bien s'hydrater : Essayez de boire au moins 8 verres d'eau par jour. L'eau aide à réguler la température du corps, à transporter les nutriments et à éliminer les déchets, ce qui contribue à l'équilibre hormonal.

Construire une assiette respectueuse des hormones

Maintenant que vous avez une meilleure compréhension des acteurs clés de votre symphonie hormonale, voyons comment créer un régime alimentaire respectueux des hormones. Voici un guide simple à garder à l'esprit :

1. **Privilégiez les aliments complets :** Les fruits et légumes entiers, les protéines maigres et les céréales complètes constituent la base de vos repas. Limitez les aliments transformés, les boissons sucrées et les céréales raffinées.

2. **Adoptez des graisses saines :** intégrez les avocats, l'huile d'olive, les noix et les graines à votre régime alimentaire. Elles sont essentielles à la production et à la régulation des hormones.

3. **Priorité aux fibres :** Consommez beaucoup d'aliments riches en fibres comme les fruits, les légumes, les haricots, les lentilles et les céréales complètes. Ils régulent le taux de sucre dans le sang et soutiennent le

métabolisme des hormones.

4. **Restez hydraté :** Buvez beaucoup d'eau tout au long de la journée pour faciliter le transport des hormones et l'élimination des toxines.

5. **Cuisinez plus souvent à la maison :** Cela vous permet de contrôler les ingrédients et de limiter les aliments transformés et les ingrédients artificiels.

6. **Lisez attentivement les étiquettes des aliments :** Faites attention aux sucres ajoutés, aux édulcorants artificiels et aux autres ingrédients qui peuvent perturber l'équilibre hormonal.

Au-delà de l'alimentation : Les habitudes de vie pour l'harmonie hormonale

Si l'alimentation est un outil puissant pour favoriser l'équilibre hormonal, il est important de se rappeler que les facteurs liés au mode de vie jouent également un rôle crucial.

Gestion du stress : Le stress chronique peut perturber l'équilibre hormonal, entraînant des symptômes tels que la prise de poids, la fatigue et les sautes d'humeur. Adoptez des activités qui réduisent le stress.
des activités telles que l'exercice, le yoga, la méditation ou le fait de passer du temps dans la nature.

Un sommeil de qualité : Le sommeil est essentiel à la production et à la régulation des hormones. Visez 7 à 9 heures de sommeil de qualité par nuit.

L'exercice physique régulier : L'exercice aide à réguler la production d'hormones, à améliorer la circulation sanguine et à réduire le stress. Essayez de faire au moins 30 minutes d'exercice d'intensité modérée la plupart des jours de la semaine.

Limitez votre consommation d'alcool et de caféine : Ces
substances peuvent perturber le sommeil et la production
d'hormones.

Envisager des suppléments : Bien qu'une alimentation équilibrée
doive
Bien que la plupart des aliments fournissent la plupart des
nutriments dont vous avez besoin, certains suppléments
peuvent être utiles pour soutenir l'équilibre hormonal, en
particulier si vous présentez des carences spécifiques.
Consultez un professionnel de la santé avant de commencer
à prendre de nouveaux suppléments.

Accueillir votre parcours hormonal

En comprenant le pouvoir de l'alimentation et de la nutrition,
et en intégrant ces habitudes saines dans votre mode de vie,
vous pouvez donner à votre corps les moyens d'atteindre
l'harmonie hormonale.
N'oubliez pas qu'il s'agit d'un voyage et non d'une
destination. Soyez patient avec vous-même, célébrez les
petites victoires et profitez de l'expérience.
Le processus de création d'une personne plus saine et plus
heureuse.

Limiter les perturbateurs hormonaux

Notre corps est complexe, et le maintien de l'équilibre hormonal est crucial pour la santé et le bien-être en général. S'il est essentiel de nourrir son corps avec des aliments respectueux des hormones, il est tout aussi vital d'avoir une bonne hygiène de vie.

Il est important de connaître les aliments qui peuvent avoir un impact négatif sur l'équilibre hormonal. Ces aliments peuvent agir comme des perturbateurs hormonaux, interférant avec la délicate symphonie des hormones qui régissent les différentes fonctions de l'organisme.

Les aliments transformés sont souvent chargés de sucres ajoutés, de graisses malsaines et d'ingrédients artificiels qui peuvent faire des ravages sur les niveaux d'hormones. Ces aliments manufacturés sont souvent dépourvus de leurs nutriments naturels et de leurs fibres, ce qui laisse des traces sur le système hormonal.

Les aliments transformés ont pour effet d'augmenter l'appétit de l'organisme et de créer un environnement propice aux déséquilibres hormonaux. Considérez les aliments transformés comme un orchestre jouant une mélodie dissonante, qui perturbe l'équilibre de l'organisme. L'équilibre harmonieux dont votre corps a besoin.

Les édulcorants artificiels, que l'on trouve couramment dans les sodas light, les bonbons et autres aliments transformés, peuvent envoyer des signaux contradictoires à l'organisme, entraînant des perturbations hormonales potentielles.

Bien qu'ils puissent sembler être une alternative inoffensive au sucre, des études suggèrent que les édulcorants artificiels peuvent interférer avec les fonctions suivantes

l'équilibre délicat des bactéries intestinales, ce qui peut contribuer à des troubles du métabolisme et à des déséquilibres hormonaux.

Outre les aliments transformés et les édulcorants artificiels, certaines substances chimiques présentes dans notre environnement, y compris celles que l'on trouve dans les produits suivants
les pesticides, les plastiques et certains produits d'hygiène personnelle peuvent agir comme des perturbateurs endocriniens. Ces produits chimiques imitent ou interfèrent avec les hormones naturelles, ce qui peut perturber le fonctionnement de l'organisme.
l'équilibre hormonal délicat.

Un exemple courant est le **bisphénol A (BPA)**, un produit chimique industriel que l'on trouve dans de nombreux produits en plastique. Le BPA est connu pour perturber les niveaux d'œstrogènes, ce qui peut contribuer à une série de problèmes de santé, y compris les problèmes de reproduction, l'obésité et certains cancers.

Les phtalates, un groupe de produits chimiques que l'on trouve couramment dans les plastiques, les produits de soins personnels et certains emballages alimentaires, sont également coupables. Les phtalates peuvent interférer avec de la production de testostérone et ont été associés à des problèmes de reproduction, de développement et à des troubles métaboliques.

Voici un examen plus approfondi des aliments spécifiques à éviter ou à limiter pour minimiser l'exposition aux perturbateurs hormonaux :

Les viandes transformées : Les viandes transformées telles que les saucisses, le bacon et les charcuteries sont souvent riches en nitrates et en nitrites, qui peuvent se transforment en nitrosamines, un composé potentiellement cancérigène. Ces substances chimiques peuvent également interférer avec la production d'hormones.

Les édulcorants artificiels : Comme mentionné précédemment, les édulcorants artificiels
Les édulcorants tels que l'aspartame, la saccharine et le sucralose peuvent perturber les bactéries intestinales et entraîner des déséquilibres hormonaux.

Les produits à base de soja : Bien que le soja puisse être une source de protéines et d'autres nutriments, la consommation de grandes quantités de produits à base de soja, en particulier ceux qui sont génétiquement modifiés, peut interférer avec les niveaux d'œstrogènes. Optez pour des produits à base de soja biologique et peu transformés.

Produits laitiers : Certaines personnes peuvent être sensibles aux hormones présentes dans les produits laitiers, en particulier ceux provenant de vaches élevées de manière conventionnelle. Le choix de produits biologiques ou d'origine végétale peut contribuer à réduire l'exposition à ces hormones.

Volaille et viande conventionnelles : Les hormones sont souvent utilisées dans la production conventionnelle de volaille et de viande pour favoriser la croissance de la population.

une croissance plus rapide. Le fait d'opter pour des produits biologiques ou nourris à l'herbe permet de minimiser l'exposition à ces hormones.

Pesticides : Pesticides utilisés sur les fruits et légumes conventionnels
peuvent perturber l'équilibre hormonal. Choisissez des produits biologiques dans la mesure du possible.

Contenants en plastique : Évitez de conserver les aliments dans des récipients en plastique, en particulier ceux qui contiennent du BPA, et essayez de limiter l'utilisation d'emballages en plastique.

Produits de soins personnels : De nombreux produits de soins personnels, y compris les shampooings, les lotions et le maquillage, contiennent des perturbateurs endocriniens. Choisissez des produits contenant des ingrédients naturels et évitez ceux qui portent la mention "parfum", car cela peut indiquer la présence de perturbateurs endocriniens.
la présence de produits chimiques nocifs.

Il est important de comprendre que tout le monde ne réagit pas de la même manière à ces aliments et produits chimiques. Certaines personnes peuvent être plus sensibles que d'autres aux perturbateurs hormonaux. Si vous présentez des symptômes inhabituels ou des problèmes de santé, consultez votre médecin afin d'exclure tout déséquilibre hormonal sous-jacent.

En choisissant en connaissance de cause les aliments que vous consommez et les produits que vous utilisez, vous pouvez réduire considérablement votre exposition aux perturbateurs hormonaux et favoriser l'équilibre hormonal naturel de votre corps. N'oubliez pas qu'un mode de vie sain comprenant une alimentation équilibrée, une activité physique régulière, la gestion du stress et un sommeil suffisant est essentiel pour maintenir l'harmonie hormonale.

Outre les changements alimentaires, voici quelques autres mesures à prendre
des stratégies visant à minimiser l'exposition aux

perturbateurs hormonaux :

Lisez attentivement les étiquettes des produits alimentaires : Faites attention aux listes d'ingrédients et recherchez les aliments étiquetés "bio", "sans hormones" ou "sans BPA".

**Choisissez des récipients en verre ou en acier inoxydable
:** Conservez les aliments dans des récipients en verre ou en
acier inoxydable afin d'éviter toute lixiviation.
les produits chimiques issus des matières plastiques.
Utilisez des produits de nettoyage naturels : Optez pour
des produits de nettoyage naturels, exempts de produits
chimiques agressifs et de perturbateurs endocriniens.
Évitez d'utiliser des emballages en plastique : Utilisez
des emballages alimentaires réutilisables ou des
emballages à base de cire d'abeille, qui constituent une
alternative plus écologique et sans danger pour les
hormones.
Minimisez l'exposition aux pesticides : Choisissez des
produits biologiques chaque fois que possible, lavez
soigneusement tous les fruits et légumes et envisagez
d'acheter des produits sur les marchés de producteurs
locaux.

Donner du pouvoir à votre voyage :

Prendre en main sa santé et son bien-être est un parcours
qui nécessite un apprentissage et une adaptation continus.
En comprenant l'impact de l'alimentation et du mode de vie
sur l'équilibre hormonal, vous pouvez prendre des
décisions éclairées qui
soutenir la symphonie hormonale naturelle de votre corps.
N'oubliez pas que chaque petit pas que vous faites vers un
mode de vie plus sain
contribue à vous rendre plus équilibré et plus harmonieux.

Équilibrer la production d'hormones

Les fibres, héros méconnu de la digestion, jouent un rôle crucial dans l'équilibre hormonal, agissant comme un chef d'orchestre dans la symphonie de notre système endocrinien. Il ne s'agit pas seulement de régularité ; l'impact des fibres s'étend bien au-delà du tube digestif, influençant la régulation de la glycémie, le métabolisme des hormones et l'harmonie endocrinienne globale. Pénétrons dans le monde fascinant des fibres et de leur lien profond avec notre bien-être hormonal.

Imaginez votre corps comme une ville animée, avec des réseaux complexes de routes et de chemins reliant diverses destinations.

Ces routes représentent notre système digestif, et les fibres agissent comme un régulateur de trafic essentiel, assurant une circulation fluide et efficace des nutriments et des déchets. Les fibres sont un type de glucides complexes que notre corps ne peut pas digérer directement, mais dont la présence est cruciale pour une fonction digestive optimale. Elles ajoutent du volume à nos selles, ce qui favorise la régularité du transit intestinal et prévient la constipation. Cette régularité est essentielle au maintien de l'équilibre hormonal, car un système digestif surchargé peut mettre à rude épreuve le foie et d'autres organes responsables de la production d'hormones et de la détoxification.

Au-delà de leur rôle dans la digestion, les fibres agissent comme garants de la stabilité de la glycémie. Lorsque nous consommons des glucides, notre corps les décompose en glucose, le principal carburant de nos cellules. Cependant, une augmentation rapide de la glycémie peut perturber l'équilibre hormonal, entraînant une résistance à l'insuline, une augmentation de l'inflammation et d'autres problèmes de santé. Les fibres, en particulier les fibres solubles, agissent comme une éponge, ralentissant l'absorption du glucose dans la circulation sanguine, créant ainsi une libération d'énergie plus graduelle et plus soutenue. Cette légère augmentation du taux de sucre dans le sang contribue à maintenir l'équilibre hormonal, favorisant une sensibilité optimale à l'insuline et réduisant le risque de troubles métaboliques.

L'influence des fibres s'étend au métabolisme hormonal, influençant la production, le transport et l'élimination des hormones vitales. Certains types de fibres, en particulier les fibres solubles, peuvent se lier aux œstrogènes, une hormone féminine clé, dans le tube digestif, réduisant ainsi leur réabsorption dans la circulation sanguine. Ce processus, connu sous le nom de détoxification des œstrogènes, est crucial pour maintenir des niveaux d'œstrogènes sains et minimiser le risque d'affections sensibles aux hormones, comme l'endométriose et certains types de cancer du sein.

En outre, les fibres favorisent le bon fonctionnement du foie, qui joue un rôle central dans le métabolisme des hormones. Le foie est
Le foie est responsable de la détoxification des hormones, de leur conversion en formes inactives et de leur élimination de l'organisme. Une alimentation riche en fibres aide à maintenir le foie en bonne santé, en favorisant une détoxification efficace et en empêchant l'accumulation de l'excès d'hormones.
hormones qui peuvent contribuer à des déséquilibres hormonaux.

Pour comprendre l'impact profond des fibres sur l'équilibre hormonal, explorons l'interaction complexe entre les fibres et les principales hormones féminines :

Les œstrogènes : L'œstrogène, la principale hormone féminine, joue un rôle essentiel dans la régulation du cycle menstruel, en soutenant les fonctions suivantes
la santé reproductive, la densité osseuse, l'humeur et la santé de la peau. L'influence des fibres sur les niveaux d'œstrogènes est multiple. Tout d'abord, les fibres solubles, que l'on trouve dans l'avoine, les haricots et les lentilles, se lient aux œstrogènes dans le tube digestif, réduisant leur réabsorption et favorisant leur élimination. Ce processus aide à prévenir la dominance œstrogénique, une condition dans

laquelle
des niveaux excessifs d'œstrogènes peuvent entraîner toute une
série de symptômes
comme les règles irrégulières, les fibromes et les sautes
d'humeur. Deuxièmement, les fibres favorisent le bon
fonctionnement du foie, de l'intestin et de l'estomac.

Le foie est le principal organe responsable de la détoxification des œstrogènes. En favorisant un transit intestinal régulier et en réduisant la charge du foie, les fibres contribuent à une détoxification efficace des œstrogènes.

La progestérone : La progestérone, une autre hormone féminine cruciale, joue un rôle essentiel dans la préparation du corps à la grossesse, la régulation du cycle menstruel et la santé reproductive en général. Bien que les fibres n'aient pas d'impact direct sur la production de progestérone, elles soutiennent indirectement les fonctions suivantes équilibre de la progestérone en favorisant une digestion et une fonction hépatique saines. Un système digestif qui fonctionne bien et un foie sain garantissent un équilibre hormonal optimal, y compris la production et le métabolisme corrects de la progestérone.

La testostérone : La testostérone, souvent associée à la masculinité, joue également un rôle crucial dans la santé des femmes. Elle influence la masse musculaire, les niveaux d'énergie, la libido et les fonctions cognitives. Bien que les fibres n'affectent pas directement les niveaux de testostérone, elles soutiennent l'équilibre hormonal global, créant un environnement dans lequel la testostérone peut fonctionner de manière optimale. En favorisant une régulation saine de la glycémie et de la fonction hépatique, les fibres contribuent indirectement à un milieu hormonal équilibré qui favorise des niveaux optimaux de testostérone.

Hormones thyroïdiennes : La glande thyroïde produit des hormones qui régulent le métabolisme, la production d'énergie et le fonctionnement général de l'organisme. L'influence des fibres sur la fonction thyroïdienne est indirecte mais significative. Une alimentation riche en fibres favorise une digestion saine, des selles régulières et réduit la charge du foie, autant de facteurs essentiels à la production et au métabolisme efficaces des hormones thyroïdiennes.

L'impact des fibres sur l'équilibre hormonal va au-delà de

l'influence directe sur des hormones spécifiques. Elles jouent un rôle crucial dans la gestion de l'inflammation, un facteur clé contribuant à l'apparition de la maladie d'Alzheimer.

les déséquilibres hormonaux. Une alimentation riche en fibres favorise un microbiome intestinal sain, c'est-à-dire les billions de bactéries qui résident dans notre système digestif. Ces bactéries bénéfiques produisent des acides gras à chaîne courte (AGCC), qui ont des propriétés anti-inflammatoires.

Les fibres ont des propriétés anti-inflammatoires et peuvent moduler la signalisation hormonale. En réduisant l'inflammation, les fibres contribuent à un environnement hormonal plus sain, réduisant ainsi le risque d'affections sensibles aux hormones.

Voici quelques conseils pratiques pour intégrer les fibres dans votre alimentation afin d'obtenir un équilibre hormonal optimal :

Commencez par des augmentations progressives : Évitez de modifier radicalement votre régime alimentaire afin d'éviter tout inconfort digestif. Augmentez progressivement votre consommation de fibres en ajoutant un ou deux aliments riches en fibres à vos repas quotidiens.

Privilégiez les céréales complètes : Optez pour des pains, des céréales et des pâtes complets plutôt que pour des céréales raffinées, plus pauvres en fibres.

Adoptez les fruits et les légumes : Incluez une variété de fruits et de légumes dans votre régime alimentaire. Les baies, les pommes, les bananes, les brocolis, les carottes et les légumes verts sont d'excellentes sources de fibres.

Inclure des légumineuses : Les lentilles, les haricots, les pois et les pois chiches sont d'excellentes sources de fibres solubles et insolubles.

N'oubliez pas les noix et les graines : Les amandes, les noix, les graines de lin, les graines de chia et les graines de tournesol regorgent de fibres et de graisses saines qui favorisent le bien-être général.

Restez hydraté : Un apport suffisant en eau est essentiel pour une digestion optimale des fibres. Buvez beaucoup d'eau tout au long de la journée pour prévenir la constipation et faciliter le transit intestinal. **Écoutez votre corps :** Soyez attentif aux signaux de votre corps. Si vous ressentez des ballonnements excessifs, des gaz ou une gêne après avoir augmenté votre consommation de fibres, réduisez la quantité et augmentez-la à nouveau progressivement.

En intégrant des fibres à votre alimentation, vous pouvez fournir à votre corps les éléments essentiels à un équilibre hormonal optimal. Les fibres, associées à une alimentation saine, à une activité physique régulière et à des techniques de gestion du stress, peuvent vous permettre de prendre le contrôle de votre santé hormonale et d'entamer un voyage... vers une meilleure santé et un plus grand bonheur.

Rester bien hydraté

Favoriser l'équilibre hormonal

Le domaine des compléments alimentaires offre une voie
fascinante pour soutenir l'équilibre hormonal.
Il convient d'aborder cette question avec curiosité et prudence. Si
certains compléments peuvent jouer un rôle de soutien, ils ne
doivent jamais
remplacer un régime alimentaire équilibré, un mode de vie sain ou
les conseils d'un professionnel de la santé.

Naviguer dans le paysage des suppléments : Une approche prudente

En matière de compléments alimentaires, n'oubliez pas
la règle d'or : **Consultez d'abord votre médecin !** Votre
prestataire de soins de santé peut évaluer vos besoins
individuels et vous orienter vers les options les plus
appropriées. Il peut également vous aider à
identifier les interactions potentielles entre les suppléments
et les médicaments que vous prenez.

Voici pourquoi il est essentiel de consulter un médecin :

Des besoins individualisés : Le paysage hormonal de
chaque personne est unique, influencé par des facteurs tels
que l'âge, la génétique et l'état de santé général. Ce qui
fonctionne pour une personne peut ne pas convenir à une
autre.
Interactions potentielles : Les suppléments peuvent
interagir avec les médicaments, qu'ils soient prescrits ou en
vente libre, ce qui peut modifier leur efficacité ou provoquer
des effets secondaires. **Contrôle de la qualité :** L'industrie
des suppléments n'étant pas étroitement réglementée, la
qualité et la pureté peuvent varier considérablement. Votre
médecin peut vous aider à choisir des marques réputées et à
vous assurer de la qualité des produits.
que les suppléments que vous prenez sont sûrs et efficaces.

Acteurs clés du soutien hormonal : Vue d'ensemble

Si de nombreux compléments alimentaires prétendent favoriser l'équilibre hormonal, certains se distinguent par leur potentiel, étayé par la recherche :

Vitamine D : cette vitamine du soleil joue un rôle crucial dans la régulation des niveaux d'œstrogènes et la santé des os.
Des niveaux adéquats de vitamine D sont particulièrement importants pour les femmes qui approchent de la ménopause, car ils peuvent contribuer à la densité osseuse.
Magnésium : Ce minéral essentiel est un relaxant musculaire naturel et favorise la production de sérotonine, un neurotransmetteur régulateur de l'humeur. Le magnésium peut aider à gérer les symptômes du syndrome prémenstruel tels que les crampes, les sautes d'humeur et l'anxiété.
Calcium : ce minéral est vital pour la santé des os, et sa teneur en **calcium est élevée.**
L'importance de l'ostéoporose augmente pendant la ménopause lorsque les niveaux d'œstrogènes diminuent. Les suppléments de calcium, associés à la vitamine D, peuvent contribuer à maintenir la densité osseuse et à réduire le risque d'ostéoporose.
Acides gras oméga-3 : ces graisses saines, que l'on trouve dans les poissons gras comme le saumon, sont réputées pour leurs propriétés anti-inflammatoires. Les oméga-3 peuvent contribuer à équilibrer les niveaux d'hormones, réduire l'inflammation associée à des pathologies telles que le SOPK et favoriser la stabilité de l'humeur.
Les probiotiques : Ces bactéries bénéfiques favorisent la santé digestive, qui est étroitement liée à l'équilibre hormonal.
Les probiotiques peuvent aider à réguler les niveaux d'œstrogènes, à réduire les ballonnements et les gaz, et même à améliorer l'humeur.

Les suppléments spécifiques et leurs rôles :

Pour gérer le syndrome prémenstruel : Des

suppléments comme le gattilier (Vitex agnus-castus), l'huile d'onagre et le magnésium sont souvent utilisés pour soulager les symptômes du syndrome prémenstruel tels que les crampes, les sautes d'humeur et la sensibilité des seins.

Pour la ménopause : Les suppléments tels que l'actée à grappes noires, les isoflavones de soja et le trèfle rouge peuvent aider à gérer les bouffées de chaleur, des sueurs nocturnes et d'autres symptômes de la ménopause.

Pour le SOPK : Des suppléments tels que l'inositol, la berbérine et la N-acétyl-cystéine (NAC) font l'objet d'études pour leurs bénéfices potentiels dans la gestion du SOPK, bien que des recherches supplémentaires soient nécessaires.

Considérations importantes pour une utilisation sûre et efficace

Commencez par une dose faible, allez-y doucement : Lorsque vous introduisez de nouveaux suppléments, commencez par une faible dose et augmentez-la progressivement si nécessaire. Cela permet à votre corps de s'adapter et minimise le risque d'effets secondaires.

Écoutez votre corps : Soyez attentif à la façon dont votre corps réagit aux compléments alimentaires. Si vous ressentez des effets indésirables, arrêtez immédiatement de les prendre et consultez votre médecin.

N'en faites pas trop : les compléments sont destinés à compléter, et non à remplacer, un régime alimentaire sain. Ne comptez pas uniquement sur les suppléments pour s'attaquer aux déséquilibres hormonaux et toujours demander l'avis d'un professionnel.

Soyez informé : Lisez attentivement les étiquettes et choisissez des marques réputées dont la qualité et la pureté ont été testées par des tiers. Méfiez-vous des allégations exagérées ou des suppléments qui promettent des solutions rapides.

Libérer le pouvoir des suppléments nutritionnels :

Si les compléments alimentaires peuvent constituer un outil précieux pour favoriser l'équilibre hormonal, ils ne sont pas une solution miracle. Ils sont plus efficaces lorsqu'ils sont associés à un mode de vie sain comprenant une alimentation équilibrée, une activité physique régulière, la gestion du stress et un sommeil suffisant. N'oubliez pas que la clé d'un équilibre hormonal optimal réside dans une approche holistique.

qui répond à vos besoins individuels et vous permet de

prendre votre santé en main.

Comprendre l'impact du stress

Notre corps est un orchestre complexe, dont les hormones sont les chefs d'orchestre, dirigeant une symphonie de fonctions qui nous maintiennent en vie et nous permettent de prospérer. Tout comme un chef d'orchestre peut guider la

Les hormones passent par toute une gamme d'émotions, des hauts fulgurants aux bas mélancoliques, et influencent tout, de nos humeurs à nos niveaux d'énergie, de nos habitudes de sommeil à nos habitudes de vie, de nos habitudes de vie à nos habitudes de vie.

la santé reproductive. L'un des principaux chefs d'orchestre de cette symphonie est le stress, dont l'influence sur notre équilibre hormonal est profonde.

Le stress, dans son essence, est une réponse naturelle à ce qui est perçu comme une menace pour la santé.
des menaces ou des exigences. Lorsque nous sommes confrontés à une situation stressante, notre corps libère une cascade d'hormones, notamment
l'adrénaline et le cortisol, pour nous préparer à "combattre ou fuir". Cette réponse, essentielle à la survie en cas de danger, devient problématique lorsqu'elle est activée de manière chronique.

Le cortisol, "l'hormone du stress", est un acteur puissant de ce drame hormonal. Son rôle est multiple, il a un impact sur de nombreuses fonctions corporelles.

Régulation de l'énergie : Le cortisol aide à réguler le taux de sucre dans le sang
en mobilisant le glucose des réserves, fournissant ainsi à l'organisme le carburant nécessaire pour faire face au stress. C'est pourquoi vous pouvez
éprouvent un regain d'énergie lorsqu'ils sont confrontés à un événement stressant. Cependant, une élévation prolongée du

cortisol peut perturber la régulation de la glycémie, contribuant à la résistance à l'insuline et augmentant potentiellement le risque de diabète de type 2.

Modulation du système immunitaire : Le cortisol a un impact puissant sur le système immunitaire. Alors qu'il contribue à supprimer l'inflammation en cas de stress aigu, le stress chronique peut affaiblir le système immunitaire et nous rendre plus vulnérables aux infections et des maladies. C'est l'une des raisons pour lesquelles le stress peut exacerber les troubles auto-immuns, tels que la polyarthrite rhumatoïde et le lupus.

Régulation de l'humeur : Le cortisol est étroitement lié à la régulation de l'humeur. Des niveaux élevés de cortisol peuvent déclencher des sentiments d'anxiété, d'irritabilité et même de dépression. En effet, le stress chronique perturbe l'équilibre délicat des neurotransmetteurs, tels que la sérotonine et la dopamine, qui jouent un rôle crucial dans la régulation de l'humeur.

Contrôle du cycle veille-sommeil : Le cortisol joue un rôle clé dans la régulation de notre rythme circadien, notre cycle naturel de veille et de sommeil. Idéalement, le taux de cortisol est le plus élevé le matin, ce qui nous aide à nous réveiller avec de l'énergie, et il diminue progressivement tout au long de la journée, préparant ainsi notre corps au sommeil. Le stress chronique peut toutefois perturber ce schéma, entraînant des difficultés à s'endormir et à rester endormi, ce qui finit par affecter notre bien-être général.

Fonction métabolique : Le cortisol influence le métabolisme et la façon dont notre corps utilise l'énergie, stocke les graisses et décompose les protéines. Un stress prolongé peut entraîner un stockage accru des graisses, en particulier dans la région abdominale, ce qui peut contribuer à une prise de poids et à un risque accru de maladies cardiovasculaires.

Fonction cardiovasculaire : Le stress chronique peut augmenter la pression artérielle et le rythme cardiaque, ce qui peut contribuer à des problèmes cardiovasculaires. Cela s'explique par le fait que le cortisol augmente la pression artérielle et le rythme cardiaque.

la production d'adrénaline, un puissant stimulant qui peut solliciter le système cardiovasculaire.

Fonction digestive : Le stress peut avoir un impact significatif sur notre

la santé digestive. Le cortisol peut inhiber les processus digestifs, ce qui peut entraîner une constipation, des ballonnements et même une perte de poids.

le syndrome du côlon irritable (SCI). En effet, le stress

réoriente le flux sanguin du système digestif vers l'estomac et l'intestin.
donner la priorité à d'autres organes, tels que le cerveau et les muscles, lors de la réaction de "lutte ou de fuite".

L'impact du stress sur notre équilibre hormonal est un processus complexe et interconnecté. Comprendre comment le stress

La connaissance du cortisol et de son influence sur les différentes fonctions de l'organisme nous permet de prendre des mesures proactives pour gérer le stress et protéger notre santé.

Cette connaissance est cruciale pour les femmes, d'autant plus que les fluctuations hormonales tout au long de leur vie peuvent les rendre particulièrement vulnérables aux effets du stress. De la puberté à la ménopause, les femmes évoluent dans un paysage hormonal complexe, subissant des fluctuations qui peuvent influencer leur humeur, leur niveau d'énergie et leur état de santé général. Le stress, associé à ces changements hormonaux, peut exacerber les problèmes existants et en créer de nouveaux.

Par exemple, les femmes souffrant du syndrome prémenstruel (SPM) peuvent voir leurs symptômes intensifiés par le stress. Les changements hormonaux précédant la menstruation, associés à des niveaux élevés de cortisol, peuvent créer une tempête parfaite pour les sautes d'humeur, l'irritabilité et l'inconfort physique. De même, les femmes ménopausées souffrent souvent de bouffées de chaleur, de sueurs nocturnes et de troubles du sommeil, des symptômes qui peuvent être amplifiés par le stress.

Il est important de reconnaître que si le stress est une expérience universelle, son impact peut varier considérablement en fonction de facteurs individuels. Notre génétique, nos expériences de vie, nos mécanismes d'adaptation et notre état de santé général jouent tous un rôle dans la façon dont nous réagissons au stress.

Heureusement, la compréhension du lien entre le stress et les hormones nous permet de prendre le contrôle. En mettant en œuvre des mesures de lutte contre le stress

Grâce aux techniques de gestion du stress, nous pouvons

atténuer les effets négatifs du stress sur notre équilibre
hormonal, ce qui favorise notre bien-être général.

La gestion du stress n'est pas une solution unique. La gestion du stress n'est pas une solution unique.
implique une approche multidimensionnelle qui s'attaque aux causes profondes du stress et nous dote des outils nécessaires pour y faire face efficacement.

Voici quelques stratégies clés pour gérer le stress :

Pleine conscience et méditation : Les pratiques de pleine conscience, telles que la méditation, nous aident à cultiver la conscience du moment présent, ce qui nous permet d'observer nos pensées et nos émotions sans jugement. Cela peut contribuer à réduire l'intensité du stress et créer un sentiment de calme.

Techniques de respiration profonde : Les exercices de respiration profonde peuvent aider à réguler le système nerveux, à réduire les hormones de stress et à favoriser la relaxation. Des techniques comme la respiration diaphragmatique ou la respiration en boîte peuvent être efficaces pour calmer le corps et l'esprit.

Le yoga et l'exercice : Une activité physique régulière, y compris le yoga, peut réduire de manière significative les niveaux de stress. L'exercice libère des endorphines, des stimulants naturels de l'humeur qui contrecarrent les effets des hormones du stress. Le yoga, en particulier, associe l'exercice physique à l'exercice physique.

Les postures de yoga sont combinées à la pleine conscience et à la respiration profonde, offrant ainsi une approche holistique de la gestion du stress.

Un sommeil adéquat : Le sommeil est essentiel pour rétablir l'équilibre hormonal et favoriser le bien-être général. Le stress chronique
peuvent perturber les habitudes de sommeil, entraînant un cercle vicieux de stress et de manque de sommeil. Visez 7 à 9 heures de sommeil de qualité chaque nuit pour soutenir le rythme hormonal naturel de votre corps. **Une alimentation saine :** Un régime alimentaire nutritif joue un rôle essentiel dans la gestion du stress. La consommation d'aliments entiers riches en vitamines, minéraux et antioxydants peut

nourrir l'organisme et favoriser l'équilibre hormonal. Évitez les aliments transformés, les boissons sucrées et l'excès de caféine, qui peuvent exacerber les réactions de stress.

Connexion sociale : La connexion humaine est un puissant antidote au stress. Passer du temps avec ses proches, rejoindre des groupes de soutien, ou en s'engageant dans des activités significatives avec d'autres personnes.

Les autres peuvent donner un sentiment d'appartenance et réduire les sentiments d'isolement, qui peuvent amplifier le stress.

Passer du temps dans la nature : Il a été démontré que le fait de s'immerger dans la nature réduit les hormones de stress et favorise la relaxation. Passer du temps à l'extérieur, que ce soit lors d'une promenade dans un parc ou d'une randonnée dans les bois, peut être un moyen efficace de se détendre et de se ressourcer.

Soutien professionnel : Si vous avez du mal à gérer le stress par vous-même, envisagez de demander l'aide d'un professionnel. Un thérapeute ou un conseiller peut vous fournir des conseils et des outils pour vous aider à développer des mécanismes d'adaptation sains.

N'oubliez pas que la gestion du stress est un processus continu, et non une solution ponctuelle. Soyez gentil avec vous-même, prenez soin de vous et donnez la priorité à votre bien-être. En comprenant le lien entre le stress et les hormones et en mettant en œuvre des stratégies efficaces de gestion du stress, vous pouvez améliorer votre bien-être.

Grâce aux stratégies de gestion de l'environnement, vous pouvez créer une symphonie plus harmonieuse dans votre corps, ce qui se traduit par une amélioration de votre santé et de votre bien-être.

Trouver la paix intérieure

Le stress, tel une marée implacable, peut nous submerger, nous laissant avec un sentiment d'accablement, d'épuisement et de vidange émotionnelle. C'est une expérience courante dans notre monde rapide et exigeant, et son impact sur notre équilibre hormonal est profond.
Si le stress peut être une réponse naturelle aux défis, le stress chronique peut perturber l'équilibre délicat de nos hormones, entraînant une cascade de symptômes indésirables et de problèmes de santé. Mais n'ayez crainte, cher lecteur, car nous disposons d'outils puissants pour combattre le stress et retrouver notre paix intérieure.

L'un des moyens les plus efficaces de gérer le stress est la pratique de la pleine conscience, comme la méditation. La méditation ne consiste pas à faire le vide dans son esprit, mais plutôt à observer ses pensées sans les juger. Imaginez-vous confortablement assis, en train de vous concentrer sur votre respiration et de laisser tomber vos soucis et vos angoisses
en inspirant et en expirant. La méditation régulière peut aider à réduisent les hormones de stress comme le cortisol, calment le système nerveux et favorisent un sentiment de tranquillité.

Le yoga est un autre moyen efficace de lutter contre le stress. Les mouvements doux et fluides du
Les mouvements de yoga combinés à des exercices de respiration profonde peuvent soulager les tensions musculaires, réduire l'anxiété et favoriser un sentiment de bien-être. Imaginez-vous en train de bouger à travers une série de poses, d'étirer vos muscles et de connecter votre esprit et votre corps, tout en vous concentrant sur votre respiration. Le yoga ne se contente pas de
aide à gérer le stress mais améliore également la flexibilité, la force et l'équilibre.

L'exercice, élixir de vie, joue un rôle crucial dans la gestion du stress. Une activité physique régulière libère des endorphines, des stimulants naturels de l'humeur qui combattent le stress et améliorent le bien-être général. Qu'il s'agisse d'une marche rapide, d'un jogging dans les ou une séance de danse, trouvez une activité qui vous plaise et intégrez-le dans votre routine quotidienne. Le fait de bouger son corps libère les tensions, libère l'esprit et revigore l'âme.

Outre la pleine conscience, la méditation, le yoga et l'exercice physique, d'autres techniques de réduction du stress peuvent améliorer considérablement votre bien-être. Les exercices de respiration profonde, comme la respiration en boîte, sont un moyen simple mais efficace de calmer votre système nerveux.
Imaginez-vous en train d'inspirer profondément par le nez, de retenir votre souffle pendant quelques secondes, d'expirer lentement par la bouche et de répéter le cycle. Cette respiration rythmée peut aider à réguler le rythme cardiaque, à réduire l'anxiété et à favoriser un sentiment de calme.

Passer du temps dans la nature, qu'il s'agisse d'une promenade dans un parc ou d'une randonnée en montagne, peut être un puissant moyen de soulager le stress. La beauté de la nature, l'air frais et les bruits de l'environnement peuvent apaiser votre esprit et vous remonter le moral. Imaginez-vous entouré d'une végétation luxuriante, sentant la chaleur du soleil sur votre peau et écoutant le doux bruissement des feuilles. La nature a une capacité remarquable à restaurer notre sentiment de paix et d'équilibre.

Le rire, le meilleur des médicaments, est un puissant anti-stress. Les activités qui vous font rire peuvent libérer des endorphines, améliorer votre humeur et réduire les hormones de stress. Qu'il s'agisse de regarder un film drôle, de partager des blagues avec des amis ou simplement de trouver de l'humour dans des situations quotidiennes, le rire peut alléger votre fardeau et vous rappeler d'embrasser la vie.
les joies de la vie.

Il est essentiel de dormir suffisamment pour gérer le stress et maintenir l'équilibre hormonal. Lorsque vous manquez de

sommeil, votre taux d'hormones de stress augmente, ce qui vous rend plus vulnérable.
sensibles à l'anxiété et à l'irritabilité. Visez 7 à 9 heures de

un sommeil de qualité chaque nuit, en établissant un programme de sommeil régulier

Le sommeil est un élément essentiel de la vie quotidienne et il est essentiel de créer une routine relaxante au moment du coucher. Imaginez-vous en train de vous endormir, détendu et rafraîchi, prêt à affronter la journée avec une énergie et une résistance renouvelées.

Au-delà de ces techniques, il est essentiel de reconnaître et de traiter les causes profondes du stress dans votre vie. Il s'agit peut-être d'un
un travail exigeant, des responsabilités écrasantes ou des relations tendues. Identifiez ces facteurs de stress et étudiez des stratégies pour minimiser leur impact sur votre bien-être. Il peut s'agir
Il peut s'agir de fixer des limites, de déléguer des tâches ou de demander une aide professionnelle si nécessaire.

N'oubliez pas, cher lecteur, que la gestion du stress est un voyage permanent et non une destination. Il y aura des moments où le niveau de stress augmentera, mais en cultivant une trousse d'outils de réduction du stress, vous serez en mesure d'atteindre vos objectifs.

En adoptant des techniques de gestion du stress et en prenant soin de soi, vous pouvez surmonter ces difficultés avec grâce et résilience. Adoptez le pouvoir de la pleine conscience, de la méditation, du yoga, de l'exercice et d'autres stratégies de lutte contre le stress pour trouver la paix intérieure et créer une vie remplie de joie et de vitalité.

Rétablir l'harmonie hormonale

Le sommeil est souvent négligé en tant qu'élément essentiel du bien-être général, alors qu'il joue un rôle crucial dans la régulation de l'équilibre hormonal et, par conséquent, dans notre santé physique et émotionnelle. Lorsque nous dormons, notre corps travaille sans relâche pour se restaurer et se réparer, et ce processus est intimement lié à la danse délicate des hormones. Tout comme une symphonie exige que chaque instrument joue en harmonie, notre corps a besoin d'un orchestre hormonal équilibré pour fonctionner de manière optimale.

Imaginez vos hormones comme un groupe de musiciens jouant chacun d'un instrument différent. Lorsqu'ils jouent tous ensemble de manière synchronisée, la musique est magnifique et votre corps se sent au mieux de sa forme. Mais si un ou plusieurs musiciens ne sont plus au diapason, la musique se désagrège et le corps se sent mieux.
Le sommeil est le chef d'orchestre de cet orchestre hormonal, qui veille à ce que chaque hormone joue son rôle au bon moment et avec la bonne intensité. Le sommeil agit comme le chef d'orchestre de cet orchestre hormonal, veillant à ce que chaque hormone joue son rôle au bon moment et avec la bonne intensité.

L'une des principales hormones régulées par le sommeil est la mélatonine, souvent appelée "hormone du sommeil". La mélatonine, produite par la glande pinéale située dans le cerveau, joue un rôle essentiel dans la régulation de notre cycle veille-sommeil. À la tombée de la nuit, notre corps commence à libérer de la mélatonine, signalant à notre cerveau qu'il est temps de se calmer et de se préparer au sommeil.
À l'inverse, lorsque la lumière du jour disparaît, la production de mélatonine diminue, ce qui favorise l'éveil.

Mais le rôle de la mélatonine ne se limite pas à la régulation du sommeil. Elle agit également comme un puissant antioxydant, protégeant nos cellules des dommages causés par les radicaux libres. Des études ont établi un lien entre une carence en mélatonine et un risque accru de divers problèmes de santé.

problèmes, y compris les maladies cardiaques, le cancer et les les troubles neurodégénératifs. Un sommeil adéquat permet à notre organisme de produire suffisamment de mélatonine, ce qui nous aide à rester en bonne santé et en pleine forme.

Une autre hormone importante affectée par le sommeil est l'hormone de croissance
(GH). La GH est essentielle à la croissance et au développement, en particulier pendant l'enfance et l'adolescence. Cependant, elle joue également un rôle crucial dans le maintien de la masse musculaire, l'augmentation de la densité osseuse et la réparation des tissus tout au long de notre vie. La majeure partie de la production de GH a lieu pendant le sommeil profond, ce qui souligne l'importance d'un sommeil réparateur pour une fonction hormonale optimale.

Le manque de sommeil peut perturber considérablement la production de GH, entraînant une série de problèmes tels qu'une diminution de la masse musculaire, une détérioration de la santé osseuse et un affaiblissement du système immunitaire.
Bien que les niveaux de GH diminuent naturellement avec l'âge, un sommeil adéquat peut aider à maintenir ces niveaux et à minimiser l'impact du vieillissement sur notre corps.

Les hormones du stress, comme le cortisol, sont également influencées par le sommeil. Le taux de cortisol augmente naturellement le matin, ce qui nous aide à nous réveiller et à nous sentir énergiques. Au fil de la journée, le taux de cortisol diminue progressivement pour atteindre son niveau le plus bas le soir. Toutefois, le manque chronique de sommeil peut perturber ce rythme naturel, entraînant une élévation du taux de cortisol même pendant le sommeil.

Des niveaux élevés de cortisol sont associés à divers problèmes de santé, notamment la prise de poids, l'hypertension artérielle, les troubles de la mémoire et un risque accru de dépression. En dormant suffisamment, le taux de cortisol suit son cycle naturel, ce qui permet d'éviter le stress chronique et ses conséquences négatives.

Vous vous dites peut-être : "Je sais que le sommeil est important pour mes hormones, mais comment faire pour mieux dormir ?". Rassurez-vous, vous n'êtes pas seul dans cette quête d'un sommeil de qualité. Il existe de nombreuses stratégies pratiques que vous pouvez mettre en œuvre pour améliorer votre hygiène du sommeil et créer un environnement de sommeil plus réparateur.

Hygiène du sommeil 101 : Adopter des habitudes de sommeil saines

L'hygiène du sommeil est la base sur laquelle se construit un sommeil réparateur. Elle englobe toutes les habitudes et pratiques qui favorisent un sommeil sain. En adoptant une bonne hygiène du sommeil, vous pouvez créer un environnement propice à la relaxation, à la détente et à un sommeil de qualité.

Établir un horaire de sommeil régulier : Tout comme votre corps
suit un rythme naturel de production d'hormones, il a également un cycle naturel de sommeil et d'éveil, connu sous le nom de rythme circadien.
Cette horloge interne régule l'état de veille et de sommeil de votre corps tout au long de la journée. S'en tenir à une
Même le week-end, un horaire de sommeil régulier aide à maintenir la synchronisation du rythme circadien, ce qui favorise un sommeil régulier et réparateur.
Créez une routine relaxante à l'heure du coucher : Votre routine du coucher doit être un signal pour votre corps qu'il est temps de se détendre. Cette routine peut inclure des activités calmantes comme prendre un bain chaud, lire un livre, écouter de la musique apaisante ou pratiquer des étirements doux. Évitez les activités stimulantes
les activités telles que regarder la télévision ou travailler sur son ordinateur juste avant de se coucher, car elles peuvent perturber le sommeil.
Optimisez votre environnement de sommeil : Votre chambre à coucher doit être un sanctuaire du sommeil,

exempt de distractions et offrant des conditions optimales de repos. Veillez à ce que votre chambre soit sombre, calme et fraîche. Investissez dans un matelas confortable, des oreillers et une literie qui soutiennent votre corps et favorisent le confort.
Pensez à utiliser des rideaux occultants pour bloquer la lumière, des bouchons d'oreille...

pour minimiser le bruit, ou une machine à bruit blanc pour créer un environnement sonore apaisant.

Limitez la consommation de caféine et d'alcool avant de vous coucher : la caféine et l'alcool peuvent sembler vous aider à vous détendre ou à rester éveillé, mais ils peuvent en fait perturber votre sommeil. La caféine est un stimulant qui peut perturber l'apparition et la qualité du sommeil. L'alcool peut d'abord donner une sensation de somnolence, mais il peut en fait perturber le sommeil plus tard dans la nuit, entraînant un sommeil fragmenté et des réveils agités.

Faites attention à votre alimentation : Une alimentation saine joue un rôle crucial dans la qualité du sommeil. Évitez les repas lourds ou les en-cas sucrés à l'approche de l'heure du coucher, car ils peuvent perturber la digestion et entraîner une gêne pendant le sommeil. Un dîner léger et équilibré quelques heures avant le coucher peut vous aider à vous sentir rassasié sans perturber votre sommeil.

Une activité physique régulière pour un meilleur sommeil : L'activité physique est essentielle pour la santé et le bien-être en général, et elle peut également jouer un rôle important dans l'amélioration de la qualité du sommeil. L'exercice régulier peut vous aider à vous endormir plus rapidement, à dormir plus profondément et à vous réveiller en pleine forme. Toutefois, évitez les exercices faire de l'exercice à l'approche de l'heure du coucher, car cela peut stimuler votre corps et rendre l'endormissement plus difficile.

Limitez les siestes pendant la journée : Si les courtes siestes peuvent être bénéfiques pour stimuler la vigilance et les performances, les siestes longues ou fréquentes peuvent perturber le sommeil nocturne. Si vous devez faire une sieste, faites-la courte et en début d'après-midi, et évitez de la faire trop tard dans la journée.

Stratégies pour un sommeil réparateur

En plus d'une bonne hygiène du sommeil, il existe un certain nombre d'autres moyens d'améliorer la qualité du sommeil.

des stratégies que vous pouvez intégrer à votre routine pour obtenir un sommeil réparateur.

La pleine conscience et la méditation : Il a été démontré que les pratiques de pleine conscience et de méditation réduisent le stress, l'anxiété et l'angoisse.

les pensées qui se bousculent, autant d'éléments qui peuvent perturber le sommeil. Prendre quelques minutes avant de se coucher pour pratiquer des exercices de pleine conscience ou de méditation peut vous aider à calmer votre esprit et à vous préparer à un sommeil réparateur.

Relaxation musculaire progressive : Cette technique consiste à contracter et à relâcher systématiquement différents groupes de muscles de votre corps. En vous concentrant sur vos sensations physiques, vous pouvez relâcher les tensions et favoriser la relaxation, ce qui vous permettra de trouver le sommeil.

Exercices de respiration : Les exercices de respiration profonde peuvent aider à

ralentir votre rythme cardiaque, abaisser votre tension artérielle et réduire le stress. Essayez la respiration en boîte, la respiration par les narines alternées ou d'autres techniques de respiration apaisante pour favoriser la relaxation et l'apaisement.

préparer le corps au sommeil.

Aromathérapie : Certains parfums, comme la lavande, la camomille ou le bois de santal, peuvent avoir un effet calmant sur l'esprit et le corps, favorisant la relaxation et le sommeil. Utilisez des huiles essentielles dans un diffuseur ou ajoutez-en quelques gouttes dans votre bain ou sur votre oreiller.

La luminothérapie : L'exposition à une lumière vive pendant la journée et à une lumière tamisée le soir peut aider à réguler votre rythme circadien. Essayez de vous exposer à la lumière du soleil le matin et de tamiser la lumière le soir pour signaler à votre corps qu'il est temps de se calmer.

Machine à bruit blanc : Le bruit blanc peut aider à bloquer les sons distrayants et à créer un environnement de sommeil plus paisible. Un appareil à bruit blanc peut vous aider à vous endormir et à rester endormi toute la nuit.

Traitement de l'apnée du sommeil : Si vous pensez souffrir d'apnée du sommeil, il est essentiel d'en parler à votre médecin. L'apnée du sommeil est une affection qui provoque des pauses respiratoires pendant le sommeil, entraînant un sommeil fragmenté et d'autres problèmes de santé.

Le traitement de l'apnée du sommeil peut améliorer de manière significative la qualité du sommeil et la santé en général.

L'effet d'entraînement du sommeil sur la santé globale

Dormir suffisamment, ce n'est pas seulement se sentir reposé, c'est aussi favoriser votre santé et votre bien-être en général.

Un sommeil suffisant joue un rôle essentiel dans la régulation de l'équilibre hormonal, qui a un effet en cascade sur de nombreuses fonctions corporelles.

Amélioration de l'humeur et des fonctions cognitives : Une bonne nuit de sommeil est essentielle pour conserver une humeur positive et une pensée claire. Le manque de sommeil peut entraîner de l'irritabilité, des sautes d'humeur, des difficultés de concentration et des troubles de la mémoire.

Amélioration de la fonction immunitaire : Pendant que vous dormez, votre

Le système immunitaire travaille avec diligence pour combattre les infections et vous maintenir en bonne santé. Le manque chronique de sommeil affaiblit votre système immunitaire et vous rend plus vulnérable aux maladies.

Gestion du poids : Le manque de sommeil peut perturber les niveaux d'hormones qui régulent la faim et la satiété, ce qui entraîne une augmentation des fringales et une prise de poids. Un sommeil adéquat permet de maintenir un poids sain et de réduire le risque de problèmes de santé liés à l'obésité.

Réduction du risque de maladies chroniques : Le manque de sommeil est associé à un risque accru de développer des maladies chroniques, telles que les maladies cardiaques, les accidents vasculaires cérébraux, le diabète et le cancer. Un sommeil suffisant peut contribuer à réduire ces risques et à promouvoir la santé en général.

En conclusion

Le sommeil n'est pas seulement un luxe, c'est un pilier fondamental de la santé et du bien-être. En donnant la priorité au sommeil, vous offrez à votre corps le repos dont il a besoin, mais vous favorisez également votre équilibre hormonal, qui à son tour favorise d'innombrables aspects de votre santé physique et émotionnelle.

Adoptez une bonne hygiène du sommeil, mettez en œuvre des stratégies pour un sommeil réparateur et reconnaissez l'impact profond du sommeil sur votre bien-être général. N'oubliez pas qu'un sommeil réparateur est un investissement dans votre santé, votre bonheur et votre vitalité. Dormez bien et épanouissez-vous !

Bouger son corps pour retrouver l'équilibre

Exercice et santé hormonale : Bouger son corps pour l'équilibrer

Le lien entre l'exercice physique et l'équilibre hormonal est puissant, c'est un duo dynamique qui travaille en harmonie pour favoriser la santé et le bien-être en général. Tout comme le corps a besoin d'être nourri par une alimentation équilibrée, il s'épanouit également grâce à une activité physique régulière, qui crée une symphonie d'effets hormonaux.
qui favorisent la vitalité et l'équilibre.

Imaginez votre corps comme un orchestre finement accordé, avec chaque
Chaque hormone joue un rôle particulier. L'exercice régulier agit est le chef d'orchestre qui met de l'ordre et de l'harmonie dans cet ensemble complexe. Il aide à orchestrer la production, la libération et l'utilisation de diverses hormones, assurant un rythme harmonieux pour un fonctionnement optimal.

La symphonie hormonale en mouvement

Examinons les avantages spécifiques de l'exercice physique pour les différentes hormones :

L'œstrogène : Cette hormone féminine, essentielle à la régulation du cycle menstruel, joue un rôle dans la santé des os, l'humeur et le niveau d'énergie. L'exercice régulier peut contribuer à augmenter les niveaux d'œstrogènes, en particulier grâce à des activités de port de poids comme la marche, la course à pied et la musculation. Ces activités stimulent la densité osseuse, améliorent la solidité des os et réduisent le risque d'ostéoporose, un problème courant pendant la ménopause. En outre, les effets stimulants sur l'humeur de la

l'exercice peut contribuer à atténuer les sautes d'humeur
souvent associées aux fluctuations hormonales.

La progestérone : Cette hormone, souvent considérée comme la
La progestérone, "pendant" de l'œstrogène, joue un rôle
essentiel dans la grossesse et le cycle menstruel. L'exercice
physique peut favoriser la production de progestérone, en
particulier dans le cadre d'activités d'intensité modérée telles
que la natation ou le cyclisme. En favorisant l'équilibre de la
progestérone, l'exercice peut aider à réguler le cycle
menstruel,
réduire les symptômes du syndrome prémenstruel et favoriser une
grossesse en bonne santé.

La testostérone : Souvent associée aux hommes, la
testostérone joue un rôle crucial dans la santé des femmes,
influençant la masse musculaire, la libido et les niveaux
d'énergie. L'entraînement en résistance, c'est-à-dire des
exercices qui sollicitent les muscles, peut augmenter
efficacement le taux de testostérone. Cela permet non
seulement de développer la masse musculaire, mais
contribue également à un sentiment de vitalité et de
confiance en soi.

Le cortisol : Cette hormone du stress, bien qu'essentielle
pour les réactions à court terme, peut devenir problématique
lorsqu'elle est élevée de façon chronique. L'exercice
physique agit comme un anti-stress naturel, en aidant à
réguler les niveaux de cortisol. Une activité physique
régulière, en particulier des activités qui induisent la
relaxation comme le yoga ou le tai-chi, peut aider à réduire
la production de cortisol, en favorisant un sentiment de
calme et en réduisant les effets négatifs du stress chronique
sur l'équilibre hormonal.

Adapter votre programme d'exercices

Tout comme il n'existe pas d'approche unique en matière de
nutrition, il en va de même pour l'exercice physique.

L'essentiel est de trouver une routine qui
à vos besoins individuels et à vos préférences. Voici un guide à
prendre en considération :

Exercice aérobique : Pensez à des activités qui accélèrent votre rythme cardiaque et font travailler vos poumons, comme la marche rapide, la course à pied, le vélo, la natation et la danse. Ces activités sont excellentes pour améliorer la santé cardiovasculaire, la sensibilité à l'insuline et le niveau d'énergie.

Entraînement à la résistance : Il s'agit d'exercices qui sollicitent les muscles, renforcent la force et la densité osseuse. Il peut

Il peut s'agir de soulever des poids, d'utiliser des bandes de résistance ou même d'incorporer des exercices au poids du corps comme les squats, les fentes et les pompes. L'entraînement en résistance est particulièrement bénéfique pour stimuler les niveaux de testostérone, améliorer la santé des os et augmenter la masse musculaire.

Yoga et Pilates : Ces activités à faible impact combinent les étirements, le renforcement et la pleine conscience. Le yoga et le Pilates favorisent la flexibilité, la force centrale et la réduction du stress, améliorant l'équilibre hormonal en calmant le système nerveux et en encourageant un sentiment de paix intérieure.

Naviguer dans le spectre de l'intensité

Il est essentiel de trouver le bon niveau d'intensité pour l'exercice. Il est important d'être à l'écoute de son corps et de s'adapter en conséquence.
En voici la répartition :

Exercices de faible intensité : Les activités telles que la marche, le yoga doux et les étirements légers sont idéales pour les débutants ou les personnes âgées.
les personnes qui se remettent d'une blessure. Ils contribuent à améliorer la circulation, la flexibilité et la réduction du stress.

Exercice d'intensité modérée : Les activités telles que la marche rapide, la natation, le vélo et la danse à un rythme modéré sont excellentes pour la plupart des individus. Elles accélèrent le rythme cardiaque et améliorent la santé cardiovasculaire.

Entraînement par intervalles à haute intensité (HIIT) :
Incorporation de courtes périodes d'exercices à haute
intensité suivies de brèves périodes de récupération. L'HIIT
est un moyen efficace d'améliorer la condition
cardiovasculaire et l'équilibre hormonal.
Toutefois, il est essentiel de commencer progressivement et
de consulter un professionnel de la santé pour s'assurer que
la technique est correcte et minimiser le risque de blessure.

L'importance de la cohérence

La constance est la clé de l'exercice et de l'équilibre
hormonal. Visez au moins 150 minutes d'activité aérobique
d'intensité modérée ou 75 minutes d'activité aérobique
d'intensité vigoureuse par semaine. Combinez cette activité
avec des exercices de musculation
deux à trois fois par semaine. Rappelez-vous que même une
petite quantité d'activité est préférable à une absence
d'activité et qu'avec le temps, la constance conduira à des
améliorations notables de votre santé hormonale.

Au-delà de l'activité physique

Si l'exercice physique joue un rôle important dans l'équilibre
hormonal, il est essentiel de prendre en compte d'autres
facteurs liés au mode de vie qui contribuent à une symphonie
hormonale saine.

Gestion du stress : Le stress chronique peut perturber
l'équilibre hormonal, notamment en augmentant le taux de
cortisol. L'intégration de techniques de réduction du stress
telles que la pleine conscience, la méditation, le yoga, la
respiration profonde et le temps passé dans la nature peut
aider à gérer les niveaux de stress et à promouvoir
l'équilibre hormonal.

Le sommeil : Un sommeil suffisant est essentiel à la production et
à la régulation des hormones. Visez 7 à 9 heures de sommeil de
qualité chaque nuit.

Établissez une routine de sommeil cohérente, créez un environnement calme à l'heure du coucher et évitez les stimulants comme la caféine et l'alcool avant le coucher.

Alimentation : Une alimentation équilibrée, riche en fruits, légumes, céréales complètes et protéines maigres, favorise l'équilibre hormonal. Limitez les aliments transformés, les boissons sucrées et les graisses saturées, qui peuvent perturber la fonction hormonale.

L'hydratation : Il est essentiel de rester bien hydraté pour un fonctionnement hormonal optimal. Essayez de boire beaucoup d'eau tout au long de la journée.

Embrasser le voyage

Comprendre la relation complexe entre l'exercice et la santé hormonale vous permet de jouer un rôle actif dans la gestion de votre bien-être. N'oubliez pas que la constance est la clé et qu'il est essentiel de trouver une routine d'exercice que vous appréciez et que vous pouvez maintenir. En écoutant votre corps, en adoptant un mode de vie sain et en pratiquant une activité physique régulière, vous pouvez contribuer à créer une symphonie hormonale harmonieuse qui vous rendra plus sain et plus heureux.

Reconnaître les perturbateurs hormonaux

Notre monde moderne est inondé de produits chimiques, dont beaucoup n'ont jamais été conçus pour être présents dans notre corps. Ces substances omniprésentes, souvent cachées dans nos aliments, notre eau, nos produits de soins personnels et même l'air que nous respirons, peuvent perturber le système immunitaire.

Les toxines environnementales et les substances chimiques perturbatrices du système hormonal sont à l'origine de l'équilibre délicat de nos hormones et contribuent à une myriade de problèmes de santé. Cette section plonge dans le monde caché des toxines environnementales et des substances chimiques perturbatrices du système hormonal (PSC), en explorant leur impact potentiel sur notre symphonie hormonale et en vous donnant les moyens d'acquérir des connaissances et des compétences en matière de santé et d'environnement.

des stratégies pour minimiser l'exposition.

Les EDC sont un groupe diversifié de produits chimiques qui peuvent interférer avec le système endocrinien, le réseau complexe de glandes qui produisent et régulent les hormones. Ces produits chimiques imitent, bloquent ou modifient l'action des hormones naturelles, déséquilibrant ainsi notre équilibre hormonal. Les conséquences de cette perturbation peuvent être considérables, affectant tout, de la fertilité et de la santé reproductive au métabolisme, à l'humeur et au développement du cerveau.

Les menaces silencieuses : Un aperçu des perturbateurs endocriniens les plus courants

La liste des EDC potentiels est longue et ne cesse de

s'allonger, de nouvelles substances chimiques étant constamment introduites dans notre environnement. l'environnement. Parmi les coupables les plus inquiétants, on peut citer

Le bisphénol A (BPA) : Ce produit chimique est présent dans de nombreux plastiques, en particulier dans les récipients alimentaires, les bouteilles d'eau et les bouteilles d'eau.

les conserves. Le BPA peut imiter les œstrogènes, ce qui peut perturber l'équilibre hormonal et contribuer aux problèmes de reproduction, à l'obésité et aux troubles métaboliques.

Les phtalates : Ces produits chimiques sont utilisés pour assouplir les plastiques, que l'on retrouve dans une large gamme de produits, des jouets aux rideaux de douche, en passant par les emballages alimentaires et les articles de soins personnels.
Les phtalates ont été associés à des problèmes de reproduction, à des perturbations endocriniennes et à des problèmes de développement.

Les parabènes : Utilisés comme conservateurs dans les cosmétiques, les produits pharmaceutiques et les produits de soins personnels, les parabènes peuvent imiter les œstrogènes, ce qui peut contribuer à l'apparition de troubles hormonaux.
les cancers sensibles et les problèmes de reproduction.

Les substances alkylées perfluorées (PFAS) : Ces produits chimiques sont utilisés dans les ustensiles de cuisine antiadhésifs, les emballages alimentaires et les mousses anti-incendie. Les PFAS sont persistants dans l'environnement et peuvent s'accumuler dans l'organisme, interférant potentiellement avec la fonction hormonale et ayant un impact sur la santé du système immunitaire.

Pesticides et herbicides : Ces produits chimiques sont utilisés pour
l'agriculture et l'entretien des pelouses pour lutter contre les parasites et les mauvaises herbes. Certains pesticides sont connus pour perturber les hormones, ce qui peut entraîner des problèmes de reproduction, des troubles du développement neurologique et des cancers.

Métaux lourds : Présents dans l'eau, le sol et certains aliments contaminés, les métaux lourds comme le plomb, le

mercure et l'arsenic peuvent
interfèrent avec la production et le fonctionnement des hormones.

Reconnaître l'impact : Signes subtils de perturbation hormonale

Les effets des SAE sur l'équilibre hormonal peuvent être subtils et insidieux, et se manifestent souvent par un ensemble de symptômes apparemment sans rapport. Reconnaître ces signes peut être la première étape dans le traitement des déséquilibres hormonaux potentiels. Voici quelques exemples
quelques indicateurs clés :

Problèmes de reproduction : Des règles irrégulières, des difficultés à concevoir, l'endométriose et le syndrome des ovaires polykystiques (SOPK) peuvent être liés à des perturbations hormonales.

Changements métaboliques : La prise de poids, la difficulté à perdre du poids, la résistance à l'insuline et le diabète de type 2 peuvent être influencés par les déséquilibres hormonaux causés par les SAE.

Sautes d'humeur et sensibilité émotionnelle : Les SAE peuvent avoir un impact sur la fonction des neurotransmetteurs, contribuant ainsi aux sautes d'humeur, à l'anxiété, à la dépression et à une plus grande sensibilité au stress.

Troubles du sommeil : Les perturbations hormonales peuvent interférer avec le cycle naturel de sommeil et d'éveil de l'organisme, entraînant des insomnies, sommeil agité et fatigue diurne.

Déclin cognitif : Des études suggèrent que les EDC peuvent altérer les fonctions cognitives, contribuant potentiellement à des problèmes de mémoire, des difficultés d'apprentissage et des déficits d'attention.

Dysfonctionnement du système immunitaire : Les déséquilibres hormonaux peuvent affaiblir le système immunitaire, ce qui rend les individus plus vulnérables. sensibles aux allergies, aux infections et aux troubles auto-immuns.

Minimiser l'exposition : prendre le contrôle de sa santé hormonale

Bien qu'il soit difficile d'éviter complètement toutes les SAE, vous pouvez prendre des mesures pour réduire votre exposition et protéger votre santé hormonale. Voici quelques stratégies pratiques :

Choisir avec sagesse : Le pouvoir d'acheter en connaissance de cause

Optez pour le bio : Dans la mesure du possible, optez pour des fruits et légumes, de la viande et des produits laitiers biologiques afin de minimiser l'exposition aux pesticides et aux herbicides.

Lisez attentivement les étiquettes : Faites attention aux listes d'ingrédients et choisissez des produits sans BPA, phtalates, parabènes et autres EDC connus. Recherchez les produits étiquetés "sans BPA" ou "sans phtalates".

Évitez les aliments transformés : Réduire la consommation d'aliments transformés, de fast-food et de snacks emballés, qui contiennent souvent des niveaux élevés d'ingrédients artificiels, de conservateurs et de SAE.

Cuisinez à la maison : Préparer ses repas à la maison permet de contrôler les ingrédients et d'éviter les sources potentielles de SAE présentes dans les plats préparés au restaurant.

Protégez-vous : Protéger son environnement quotidien

Choisissez des récipients sans BPA : Remplacez les récipients en plastique, en particulier ceux utilisés pour réchauffer les aliments, par des récipients en verre ou en plastique sans BPA. alternatives à l'acier inoxydable.

Se laver les mains fréquemment : Lavez-vous soigneusement les mains après avoir manipulé des aliments, jardiné ou touché des produits chimiques.

Évitez les ustensiles de cuisine antiadhésifs : Optez pour des ustensiles de cuisine en fonte, en acier inoxydable ou en céramique plutôt que pour des surfaces antiadhésives, qui peuvent contenir des PFAS.

Minimisez l'exposition aux pesticides : Choisissez des produits biologiques pour l'entretien de votre pelouse ou envisagez des méthodes naturelles de lutte contre les parasites.

Filtrez votre eau : Envisagez d'utiliser un filtre à eau pour éliminer les impuretés, y compris les EDC potentiels, de votre eau de boisson.

Produits de soins personnels : Faire des choix éclairés

Lisez attentivement les étiquettes : Choisissez des produits de soins personnels exempts de parabènes, de phtalates et d'autres EDC. Recherchez les produits étiquetés "naturels" ou "biologiques".

Envisagez des alternatives naturelles : Explorez les produits de beauté et de soins personnels naturels fabriqués à partir d'ingrédients d'origine végétale.

Oubliez le parfum : Les parfums artificiels contiennent souvent des EDC cachés. Choisissez donc des produits sans parfum lorsque c'est possible.

Au-delà des produits : Protéger l'environnement domestique

Aérez votre maison : Ouvrez les fenêtres et les portes pour permettre à l'air frais de circuler, surtout après avoir utilisé des produits de nettoyage ou de la peinture.

Utilisez des produits de nettoyage naturels : Optez pour des produits de nettoyage fabriqués à partir d'ingrédients naturels, en évitant les produits chimiques agressifs qui peuvent libérer des EDC dans l'air.

Envisagez la filtration de l'air : Investissez dans un purificateur d'air pour éliminer les polluants, y compris les EDC, de votre maison.

Au-delà de la maison : Se protéger dans le monde extérieur

Soyez attentif à votre environnement : Évitez les zones où vous pourriez être exposé à des pesticides ou à d'autres toxines environnementales, comme les sites industriels ou les pelouses fortement pulvérisées.

Protégez-vous à l'extérieur : Portez un chapeau et des lunettes de soleil lorsque vous passez du temps à l'extérieur, en particulier pendant les heures d'exposition maximale aux UV.

Soutenez les pratiques durables : Choisissez des produits fabriqués à partir de matériaux recyclés, soutenez les entreprises qui s'engagent en faveur de la durabilité environnementale et réduisez votre empreinte carbone.

Passer à l'action : Se donner les moyens de faire la différence

Comprendre l'impact potentiel des EDC sur l'équilibre hormonal et prendre des mesures pour minimiser l'exposition peut avoir un impact profond sur votre santé et votre bien-être. En choisissant en connaissance de cause les produits que nous utilisons, les
Grâce aux environnements que nous habitons et aux pratiques que nous soutenons, nous pouvons nous donner les moyens de vivre une vie plus saine et plus dynamique, à l'abri des menaces cachées de la perturbation hormonale.

N'oubliez pas que même de petits changements peuvent

faire la différence. Commencez par faire un pas à la fois, en incorporant progressivement la
Les stratégies décrites ci-dessus doivent être intégrées à votre routine quotidienne. Au fur et à mesure que vous

En devenant plus conscient des EDC potentiels et de leur impact, vous deviendrez naturellement plus conscient des choix que vous faites et de l'impact positif que ces choix peuvent avoir sur votre harmonie hormonale.

Recherche d'une orientation professionnelle

Votre cheminement vers l'harmonie hormonale est personnel et il est essentiel d'avoir un guide de confiance à vos côtés. Il est essentiel d'avoir un guide de confiance à ses côtés. est votre fournisseur de soins de santé, qui peut vous offrir des conseils et un soutien personnalisés pour vous aider à gérer les complexités de vos hormones.

Imaginez une symphonie, où chaque instrument joue une mélodie unique qui contribue à l'harmonie générale. Votre corps est comme cette symphonie, avec différentes hormones jouant leur rôle et influençant votre santé et votre bien-être. Tout comme un chef d'orchestre, votre prestataire de soins peut vous aider à comprendre votre symphonie hormonale et à remédier à tout déséquilibre.

Mais comment commencer à parler de vos hormones à votre médecin ? Cela peut sembler décourageant, surtout si vous ne savez pas par où commencer. Ne vous inquiétez pas, c'est plus simple que vous ne le pensez.

Voici quelques conseils pour avoir une conversation ouverte et informative avec votre prestataire de soins :

1. Préparez votre rendez-vous :

Avant de vous rendre à votre rendez-vous, prenez le temps de réfléchir à vos préoccupations. Considérez les points suivants :

Quels sont les symptômes spécifiques que vous ressentez ? Notez tout changement d'humeur, de niveau d'énergie, de sommeil ou de santé physique que vous avez remarqué.
Quand ces symptômes sont-ils apparus ? La compréhension de l'apparition des symptômes peut fournir

des indications précieuses sur d'éventuels problèmes de
santé publique.

les fluctuations hormonales.

Quels sont vos objectifs ? Qu'espérez-vous obtenir grâce à cette conversation ? Voulez-vous comprendre votre hormones, de gérer des symptômes spécifiques ou d'explorer les possibilités de traitement ?

Tenez un journal : Notez vos symptômes, leur intensité, leur fréquence et tout élément déclencheur potentiel. Ces informations peuvent s'avérer utiles lorsque vous discutez de vos préoccupations avec votre médecin.

2. Communiquer clairement et honnêtement :

Une fois dans le cabinet du médecin, soyez ouvert et honnête au sujet de vos préoccupations. N'hésitez pas à exprimer vos sentiments, même s'ils vous semblent insignifiants. Votre médecin est là pour vous aider, et il a probablement déjà été confronté à des situations similaires.

3. Posez des questions :

N'ayez pas peur de poser des questions ! Il s'agit de votre corps et vous méritez de comprendre ce qui se passe. Si vous n'êtes pas sûr de vous
sur une information, demandez des éclaircissements. Voici quelques questions que vous pouvez vous poser :

Quelles sont les causes possibles de mes symptômes ?
Quels sont les tests nécessaires pour déterminer la cause de mes inquiétudes ?
Y a-t-il des changements à apporter à mon mode de vie pour améliorer mon équilibre hormonal ?
Quelles sont les options thérapeutiques qui s'offrent à moi et quels sont les avantages et les risques potentiels associés à chacune d'entre elles ? Que puis-je faire pour gérer mes symptômes ?
Existe-t-il des groupes de soutien ou des ressources disponibles pour m'aider à traverser cette épreuve ?

4. Comprendre votre diagnostic et votre plan de traitement :

Une fois que votre médecin a diagnostiqué les affections sous-jacentes ou les déséquilibres hormonaux, assurez-vous de bien comprendre le plan de traitement. Posez des questions sur :

L'objectif de chaque médicament ou thérapie. Les effets secondaires potentiels. La durée prévue du traitement. Ce à quoi il faut s'attendre pendant le traitement. Comment suivre vos progrès et signaler tout changement dans votre état de santé.

5. Participez activement à vos soins :

Votre fournisseur de soins de santé est un partenaire essentiel dans votre parcours hormonal, mais c'est vous qui, en fin de compte, connaissez le mieux votre corps. Participez activement à vos soins en :

Suivre votre plan de traitement avec diligence. Suivre l'évolution de vos symptômes et de vos progrès. en communiquant rapidement à votre médecin toute inquiétude ou tout changement dans votre état de santé. Prendre des décisions éclairées concernant vos soins.

N'oubliez pas que votre professionnel de la santé est votre allié pour comprendre et gérer vos hormones. En suivant ces conseils, vous pourrez établir une relation solide avec votre médecin, ce qui favorisera une communication ouverte et vous assurera recevoir les meilleurs soins possibles.

Naviguer dans le monde de l'hormonothérapie :

L'hormonothérapie, souvent appelée traitement hormonal substitutif (THS), est une option courante pour gérer les problèmes liés aux hormones, en particulier pendant la ménopause. Cependant,

il est essentiel d'aborder le THS avec prudence et de bien comprendre ses avantages et ses risques potentiels.

Comprendre les bases du THS :

Le THS consiste à prendre des hormones synthétiques, généralement des œstrogènes et de la progestérone, pour remplacer celles qui diminuent avec l'âge ou en raison d'autres facteurs. Il peut aider à soulager un large éventail de symptômes, notamment :

Bouffées de chaleur et sueurs nocturnes. Sécheresse vaginale. Sautes d'humeur. Perte osseuse. Déclin cognitif.

Types de THS :

Le THS est disponible sous différentes formes, chacune ayant ses propres avantages et inconvénients. Parmi les formes les plus courantes, on peut citer

THS par voie orale : les hormones sont prises sous forme de pilules.
THS par patch : les hormones sont administrées au moyen d'un patch appliqué sur la peau.
THS vaginal : les hormones sont administrées directement dans le vagin au moyen de crèmes, d'anneaux ou de comprimés.
THS injectable : les hormones sont administrées par injection.

Les avantages du THS :

Pour de nombreuses femmes, le THS peut apporter un soulagement significatif des symptômes de la ménopause et améliorer la qualité de vie en général. Voici quelques-uns des avantages potentiels :

Soulagement des symptômes : le THS gère efficacement les bouffées de chaleur, les sueurs nocturnes, la sécheresse vaginale et les sautes d'humeur.

Amélioration de la santé des os : Les œstrogènes contribuent à maintenir la densité osseuse, réduisant ainsi le risque d'ostéoporose.

Protection cardiovasculaire : Le THS peut offrir une certaine protection contre les maladies cardiaques chez les femmes ménopausées. **Bénéfices cognitifs :** Le THS peut améliorer la fonction cognitive et la mémoire chez certaines femmes.

Les risques de l'hormonothérapie :

Si le THS peut être bénéfique, il est important d'être conscient des risques potentiels. Parmi les risques les plus courants, citons

Risque accru de caillots sanguins : Le THS peut augmenter le risque de caillots sanguins dans les jambes ou les poumons, en particulier chez les femmes présentant certains facteurs de risque.

Risque accru d'accident vasculaire cérébral : Le THS peut légèrement augmenter le risque d'accident vasculaire cérébral, en particulier chez les femmes ayant des antécédents d'accident vasculaire cérébral ou d'autres troubles cardiovasculaires.

Risque accru de cancer du sein : L'utilisation à long terme d'un THS a été associée à une légère augmentation du risque de cancer du sein.

Autres risques potentiels : Le THS peut également augmenter le risque de maladie de la vésicule biliaire, de problèmes hépatiques et de cancer de l'utérus.

Prendre des décisions éclairées sur le THS :

La question de savoir si le THS vous convient ou non est une décision personnelle qui doit être prise en consultation avec votre prestataire de soins de santé. Il peut vous aider :

Évaluez les risques et les avantages pour vous.
Choisissez le type de THS le plus approprié à vos
besoins.
Contrôler vos progrès et adapter votre plan de traitement si
nécessaire.

Au-delà des traitements hormonaux substitutifs : exploration des thérapies alternatives :

Si le THS peut être une option viable pour gérer les déséquilibres hormonaux, de nombreuses femmes explorent des thérapies alternatives pour compléter leurs plans de traitement ou répondre à des préoccupations spécifiques. Ces thérapies peuvent offrir des approches naturelles pour gérer les symptômes hormonaux et favoriser le bien-être général.

1. Acupuncture :

L'acupuncture est une pratique de la médecine traditionnelle chinoise qui consiste à insérer de fines aiguilles en des points précis du corps. Elle est censée stimuler la circulation de l'énergie (qi) et favoriser l'équilibre de l'organisme, y compris le système endocrinien.

L'acupuncture peut être utile pour gérer divers symptômes de la ménopause tels que les bouffées de chaleur, les sueurs nocturnes, les changements d'humeur et les troubles du sommeil. L'acupuncture peut être utile pour gérer une variété de symptômes de la ménopause, tels que les bouffées de chaleur, les sueurs nocturnes, les sautes d'humeur et les troubles du sommeil.

2. Remèdes à base de plantes :

De nombreuses plantes ont été utilisées traditionnellement pour traiter les déséquilibres hormonaux et les symptômes de la ménopause. En voici quelques exemples courants :

L'actée à grappes noires : Souvent utilisé pour les bouffées de chaleur, les sueurs nocturnes et les sautes d'humeur.

Trèfle rouge : Peut aider à réduire les bouffées de chaleur et à améliorer la santé des os.

Isoflavones de soja : Agissent comme des œstrogènes

végétaux et peuvent contribuer à atténuer les symptômes de la ménopause.

Huile d'onagre : Peut aider à lutter contre la sécheresse vaginale et d'autres symptômes de la ménopause.

Il est essentiel de consulter votre fournisseur de soins de santé avant d'utiliser des remèdes à base de plantes, car ils peuvent interagir avec d'autres médicaments ou avoir des effets secondaires potentiels.

3. Yoga et méditation :

Le yoga et la méditation sont des pratiques qui favorisent la relaxation,
la réduction du stress et la pleine conscience, qui peuvent tous avoir un impact positif sur l'équilibre hormonal. Les postures de yoga peuvent contribuer à améliorer la circulation, à réduire les hormones de stress et à favoriser la relaxation. La méditation aide à calmer l'esprit et à réduire le stress, ce qui conduit à un état hormonal plus équilibré.

4. La nutrition et les changements de mode de vie :

L'alimentation et le mode de vie jouent un rôle crucial dans le maintien de la santé hormonale. Voici quelques facteurs clés à prendre en compte :

Alimentation : Privilégiez une alimentation équilibrée, riche en fruits, en légumes, en céréales complètes et en graisses saines. Limitez les aliments transformés, le sucre et l'alcool.
L'exercice : Pratiquez une activité physique régulière, en vous efforçant de faire au moins 30 minutes d'exercice d'intensité modérée la plupart des jours de la semaine.
Le sommeil : Accordez la priorité à un sommeil de qualité de 7 à 8 heures par nuit.
Gestion du stress : Pratiquez des techniques de réduction du stress telles que le yoga, la méditation, la respiration profonde et le temps passé dans la nature.

5. Groupes de soutien et communautés :

Le fait d'entrer en contact avec d'autres personnes qui vivent des expériences similaires peut apporter un soutien et une

aide inestimables.
comprendre. Rejoignez un groupe de soutien, une communauté en ligne ou

chercher des conseils pour entrer en contact avec d'autres personnes qui peuvent comprendre les difficultés que vous rencontrez et vous encourager.

Accueillir votre parcours hormonal :

Naviguer dans la complexité de vos hormones peut ressembler à un voyage permanent, avec ses hauts et ses bas, ses défis et ses triomphes. Rappelez-vous que vous n'êtes pas seule. En recherchant des conseils professionnels, en explorant des thérapies alternatives et en prenant des décisions éclairées concernant vos soins, vous pouvez jouer un rôle actif dans la gestion de votre santé hormonale et atteindre un bien-être optimal. Considérez votre parcours hormonal comme une occasion de mieux comprendre votre corps, de renforcer votre lien avec votre santé et de vous donner les moyens de vivre une vie épanouie et dynamique.

Comprendre les options

L'hormonothérapie, souvent appelée traitement hormonal de substitution (THS), a fait l'objet de nombreuses discussions et débats. Elle consiste à reconstituer les hormones qui diminuent avec l'âge, principalement l'œstrogène et la progestérone, bien que l'on ne puisse pas les remplacer par d'autres hormones.
La thérapie à la testostérone est également disponible pour les femmes.

L'hormonothérapie sert principalement à gérer les symptômes associés à la ménopause, tels que les bouffées de chaleur, les sueurs nocturnes, la sécheresse vaginale et les sautes d'humeur. Cependant, l'hormonothérapie
a également fait l'objet d'études pour d'autres avantages potentiels, notamment :

Améliorer la santé des os : Les œstrogènes jouent un rôle crucial dans la densité osseuse.
La ménopause augmente le risque d'ostéoporose. Le THS peut contribuer à maintenir la densité minérale osseuse et à réduire le risque de fracture.
Protection de la santé cardiovasculaire : Certaines études suggèrent que le THS peut avoir des effets bénéfiques sur la santé cardiovasculaire, notamment en réduisant le risque de crises cardiaques et d'accidents vasculaires cérébraux.
Cependant, les preuves
n'est pas entièrement concluante, et le THS peut ne pas convenir à toutes les femmes souffrant de troubles cardiovasculaires.
Amélioration de la fonction cognitive : Certaines données indiquent que le THS peut améliorer les fonctions cognitives et la mémoire des femmes ménopausées.
Cependant, des recherches supplémentaires sont nécessaires pour comprendre pleinement les effets à long terme sur la santé du cerveau.

Prise en charge des autres symptômes de la ménopause
: Le THS peut atténuer d'autres symptômes de la
ménopause tels que les troubles du sommeil, l'anxiété et la
baisse de la libido.

Il est important de reconnaître que le traitement hormonal
substitutif n'est pas sans inconvénients.
des risques et des effets secondaires potentiels. Ceux-ci peuvent
varier en fonction

le type d'hormonothérapie, le dosage et les facteurs individuels.

Voici quelques risques et effets secondaires potentiels :

Risque accru de caillots sanguins : Le THS augmente le risque de caillots sanguins, en particulier chez les femmes qui fument, qui sont en surpoids ou qui ont des antécédents de caillots sanguins.

Risque de cancer du sein : le THS peut légèrement augmenter le risque de cancer du sein, en particulier chez les femmes qui l'utilisent pendant de longues périodes. Cependant, le risque est généralement faible et le risque de cancer du sein est faible.

diminue de manière significative après l'arrêt du THS.

Risque de cancer de l'utérus : Le THS à base d'œstrogènes seuls n'est pas recommandé pour les femmes ayant un utérus, car il peut augmenter le risque de cancer de l'utérus.

Autres effets secondaires possibles : Autres effets secondaires possibles comprennent des maux de tête, des nausées, des ballonnements, des changements d'humeur ou des saignements vaginaux.

Il est essentiel d'évaluer soigneusement les avantages et les risques potentiels de l'hormonothérapie substitutive avec votre médecin. Votre médecin évaluer vos antécédents médicaux, vos facteurs de risque et vos besoins en matière de santé.

Les symptômes de l'hypertension artérielle permettent de déterminer si le THS est approprié pour vous et, le cas échéant, le type et le dosage qui conviennent le mieux.

Types de traitement hormonal substitutif

Il existe différents types de THS, chacun ayant ses propres avantages et inconvénients. Voici un aperçu des types les plus courants :

1. Thérapie œstrogénique :

Œstrogènes oraux : Les œstrogènes peuvent être pris par voie orale sous forme de pilules. Il est facilement absorbé et efficace, mais il peut avoir des effets indésirables.
des effets secondaires, notamment des nausées et une sensibilité des seins.

Œstrogènes transdermiques : Les œstrogènes transdermiques sont administrés à travers la peau à l'aide de patchs, de gels ou de crèmes. Il permet d'éviter le métabolisme de premier passage dans le foie, ce qui réduit les risques de caillots sanguins et de problèmes hépatiques.

Œstrogènes vaginaux : Les œstrogènes vaginaux, disponibles sous forme de crèmes, de comprimés ou d'anneaux, sont utilisés pour lutter contre la sécheresse vaginale et d'autres symptômes spécifiques à la zone vaginale. Il délivre l'œstrogène directement dans les tissus, minimisant ainsi les effets secondaires systémiques.

2. Thérapie à la progestérone :

Progestérone orale : La progestérone peut être prise par voie orale, mais sa demi-vie est courte, ce qui signifie qu'elle doit être prise plusieurs fois. fois par jour. Il peut également entraîner des effets secondaires, tels que des ballonnements et des changements d'humeur.

Progestérone micronisée : Cette forme de progestérone est absorbée plus facilement et nécessite des doses moins fréquentes que la progestérone orale.

Crème à la progestérone : La crème à la progestérone est appliquée localement et absorbée par la peau, ce qui permet une administration plus localisée.

3. Hormonothérapie combinée (CHT) :

Le CHT combine l'œstrogène et la progestérone, offrant ainsi une approche globale pour traiter les problèmes liés à la ménopause. des symptômes. Elle est particulièrement bénéfique pour les femmes qui ont un utérus, car la progestérone aide à protéger contre les risques de cancer de l'utérus associés au traitement à base d'œstrogènes uniquement.

4. Thérapie à la testostérone :

Le taux de testostérone diminue avec l'âge, tant chez les hommes que chez les femmes. Bien que la thérapie à la testostérone soit principalement utilisée pour les hommes souffrant d'un faible taux de testostérone, elle peut également être bénéfique pour les femmes.

la baisse de la libido, la fatigue et la diminution de la masse musculaire associées à la ménopause.

Choisir le bon THS :

Le choix du type de THS qui vous convient est le fruit d'une collaboration.
Le processus d'évaluation de la qualité de la santé est un processus qui vous implique, vous et votre prestataire de soins de santé. Les facteurs pris en compte sont les suivants

Vos symptômes individuels : Le type de THS dépendra des symptômes spécifiques que vous ressentez.
Les antécédents médicaux : Les conditions préexistantes et les facteurs de risque peuvent influencer le choix d'un THS.
Préférences personnelles : Certaines femmes peuvent préférer certaines méthodes d'accouchement ou certains types d'hormones en fonction de leurs préférences personnelles ou de leurs expériences antérieures.

Contrôle et suivi :

Après avoir commencé un THS, un suivi régulier est essentiel pour garantir la sécurité et l'efficacité. Votre médecin suivra vos progrès, ajustera la dose si nécessaire et traitera tout effet secondaire potentiel.

L'importance d'une prise de décision éclairée :

Le THS est une décision importante qui nécessite un examen minutieux des avantages et des risques potentiels. Il est essentiel d'avoir une conversation ouverte et honnête avec votre prestataire de soins de santé afin d'évaluer les options et de choisir le meilleur plan d'action pour vos besoins individuels.

Si le THS peut être un outil précieux pour gérer les symptômes de la ménopause et améliorer la santé en général, il est essentiel de prendre une décision éclairée avec les conseils de votre médecin.

Au-delà du THS : explorer les thérapies alternatives

Si le THS peut être efficace pour de nombreuses femmes, il n'est pas la seule option disponible. Plusieurs thérapies alternatives peuvent également s'avérer bénéfiques pour la gestion des symptômes de la ménopause et pour la santé en général.

1. Acupuncture : L'acupuncture est une méthode traditionnelle chinoise
pratique médicale qui consiste à insérer de fines aiguilles dans le corps d'un patient.
des points spécifiques du corps. Elle s'est avérée efficace pour réduire les bouffées de chaleur et améliorer la qualité du sommeil chez les femmes ménopausées.

2. Remèdes à base de plantes : Diverses plantes sont connues pour leurs bienfaits potentiels dans le soulagement des symptômes de la ménopause.
L'actée à grappes noires, le trèfle rouge et l'huile d'onagre sont des options populaires. Ces plantes peuvent aider à soulager les bouffées de chaleur, les sueurs nocturnes et les sautes d'humeur.

3. Modifications du mode de vie : Les changements de mode de vie peuvent avoir un impact significatif sur l'équilibre hormonal et le bien-être général.

4. Alimentation et exercice physique : Une alimentation saine, riche en fruits, légumes et céréales complètes, associée à une activité physique régulière, peut favoriser la santé hormonale.

5. Gestion du stress : Le stress peut exacerber les symptômes de la ménopause et perturber l'équilibre hormonal. La pratique de la gestion du stress
des techniques de réduction comme le yoga, la méditation ou des exercices de respiration profonde peuvent être bénéfiques.

6. Groupes de soutien et conseils : Rejoindre un groupe de
  soutien

Les groupes d'entraide ou la recherche de conseils peuvent
apporter un soutien émotionnel et des conseils pratiques
pendant la transition ménopausique.

L'autonomisation de votre parcours hormonal :

Faire face aux changements hormonaux, en particulier pendant la ménopause, peut s'avérer difficile. Rappelez-vous que vous n'êtes pas seule. En comprenant votre corps, en prenant des décisions éclairées et en recherchant des conseils professionnels, vous pouvez vous donner les moyens de gérer votre santé hormonale et de prospérer.

Il est essentiel de jouer un rôle actif dans votre bien-être. Explorez les options disponibles, réfléchissez à ce qui vous convient le mieux et entreprenez votre voyage avec confiance et force.

Ce chapitre présente une vue d'ensemble de l'hormonothérapie, de ses avantages et de ses risques potentiels, et aborde les différents types de traitement hormonal substitutif. Il a également exploré des thérapies alternatives et des modifications du mode de vie qui peuvent favoriser l'équilibre hormonal et le bien-être général. Tout au long de votre parcours, n'oubliez pas d'accorder la priorité à votre santé, de prendre des décisions en connaissance de cause et de chercher du soutien si nécessaire. Vous êtes capable de faire face à ces changements et de vivre une vie épanouie.

Explorer les approches complémentaires

Thérapies alternatives : Explorer les approches complémentaires

Alors que nous pénétrons plus avant dans le monde de l'équilibre hormonal, il est important d'explorer un éventail d'approches qui prennent en compte non seulement les aspects physiques, mais aussi le bien-être holistique d'une femme. Si la médecine conventionnelle offre de précieuses
Les thérapies alternatives sont de plus en plus
reconnues pour leur efficacité dans la gestion des déséquilibres hormonaux.
Ces approches jouent un rôle complémentaire dans la promotion de la santé et du bien-être général. Ces approches sont souvent axées sur le rétablissement de l'équilibre des systèmes naturels de l'organisme, la promotion de la relaxation et le traitement des causes profondes des déséquilibres hormonaux.

Le pouvoir de l'acupuncture

L'acupuncture, une pratique ancienne issue de la médecine traditionnelle chinoise, est utilisée depuis des siècles pour harmoniser le flux énergétique du corps, connu sous le nom de "qi". Ce
consiste à insérer de fines aiguilles dans des points spécifiques situés le long des méridiens, considérés comme des voies de circulation de l'énergie. La stimulation de ces points est censée activer les mécanismes d'autoguérison du corps, favorisant l'équilibre hormonal et réduisant les symptômes associés aux déséquilibres.

Des études ont montré que l'acupuncture peut être efficace pour traiter diverses affections liées aux hormones. Par exemple, les recherches suggèrent que l'acupuncture pourrait être bénéfique

pour la gestion des problèmes suivants
les symptômes de la ménopause, notamment les bouffées de
chaleur et les sueurs nocturnes,

et les sautes d'humeur. L'acupuncture a également été étudiée pour son rôle potentiel dans l'amélioration de la fertilité et la réduction de l'incidence des maladies infectieuses.
les symptômes du syndrome des ovaires polykystiques (SOPK).

Remèdes à base de plantes : La sagesse de la nature

Depuis des siècles, les remèdes à base de plantes constituent un pilier des systèmes de médecine traditionnelle dans toutes les cultures. Les plantes
possèdent une gamme remarquable de composés qui peuvent interagir avec les processus physiologiques de l'organisme, y compris la régulation hormonale. De nombreuses plantes ont été traditionnellement utilisées pour favoriser l'équilibre hormonal et soulager les symptômes associés aux déséquilibres.

Les plantes adaptogènes : Les adaptogènes sont une catégorie de plantes qui aident l'organisme à s'adapter au stress, un facteur important de perturbation hormonale. L'ashwagandha, la rhodiole et le ginseng en sont des exemples et il a été démontré qu'ils réduisaient le taux de cortisol,
réguler les hormones de stress et favoriser le bien-être général.

Les plantes qui équilibrent les hormones : Certaines plantes sont utilisées depuis longtemps pour leurs propriétés potentielles de régulation hormonale. L'actée à grappes noires, par exemple, est traditionnellement utilisée pour soulager les symptômes de la ménopause, tandis que la gattilier (vitex agnus-castus) a été étudiée pour son potentiel de régulation hormonale.
réguler les cycles menstruels et traiter les affections liées aux hormones comme le SOPK.

Les huiles essentielles : L'aromathérapie au service de l'harmonie hormonale

L'aromathérapie, c'est-à-dire l'utilisation d'huiles essentielles à des fins thérapeutiques, a gagné en popularité en raison de son potentiel à promouvoir la relaxation et le bien-être émotionnel, qui jouent tous deux un rôle crucial dans l'équilibre hormonal. Les huiles essentielles sont extraites de plantes et contiennent des composés volatils concentrés qui peuvent être inhalés, appliqués par voie topique ou utilisés dans des bains.

Huile de lavande : Cette huile apaisante est connue pour ses vertus calmantes.
et il a été démontré qu'il réduisait l'anxiété et le stress, deux facteurs qui peuvent contribuer aux déséquilibres hormonaux.

Huile de sauge sclarée : Cette huile est traditionnellement utilisée pour favoriser l'équilibre hormonal, en particulier pendant les règles et la ménopause. On pense qu'elle régule les niveaux d'œstrogènes et atténue les symptômes tels que les sautes d'humeur et les bouffées de chaleur.

Huile de rose : Cette huile est réputée pour ses propriétés calmantes et stimulantes, favorisant le bien-être émotionnel et réduisant le stress.

Remèdes homéopathiques : Stimulation douce pour l'équilibre hormonal

L'homéopathie, un système de médecine complémentaire basé sur le principe "qui se ressemble s'assemble", utilise des médicaments hautement dilués.
Les remèdes homéopathiques sont choisis en fonction des symptômes et de la constitution de l'individu, dans le but de stimuler les mécanismes naturels de guérison du corps. Les remèdes homéopathiques sont choisis en fonction des symptômes et de la constitution de l'individu.
rétablir l'équilibre.

Les remèdes homéopathiques peuvent être utilisés pour traiter diverses affections liées aux hormones, notamment le syndrome prémenstruel, les symptômes de la ménopause et les déséquilibres thyroïdiens. Par exemple, des remèdes comme Pulsatilla et Sepia sont souvent prescrits aux femmes souffrant de symptômes du syndrome prémenstruel, tandis que Thyroidinum est utilisé pour soutenir la fonction thyroïdienne.

Yoga et méditation : La connexion corps-esprit pour l'équilibre hormonal

Les pratiques de yoga et de méditation mettent l'accent sur le lien entre l'esprit, le corps et l'âme, ce qui favorise la lutte contre le stress.

Ces pratiques ont un impact positif sur l'équilibre hormonal.
Il a été démontré que ces pratiques ont un impact positif sur
l'équilibre hormonal en réduisant les niveaux de cortisol, en
régulant les habitudes de sommeil et en favorisant la stabilité
émotionnelle.

Yoga : une pratique régulière du yoga peut soulager le
stress, améliorer la qualité du sommeil et augmenter la
circulation sanguine, autant de facteurs qui contribuent à
l'amélioration de la qualité de vie.
contribuent à l'équilibre des niveaux d'hormones.

La méditation : Les techniques de méditation, telles que la
pleine conscience et la respiration profonde, aident à calmer
le système nerveux, à réduire les hormones de stress et à
promouvoir la relaxation, créant ainsi un environnement
favorable à l'harmonie hormonale.

L'importance de l'intégration

Il est essentiel d'aborder les thérapies alternatives en
connaissance de cause et de manière équilibrée. Bien
qu'elles puissent apporter un soutien précieux, elles ne sont
pas destinées à remplacer les soins médicaux
conventionnels. Il est toujours recommandé de consulter un
professionnel de la santé qualifié avant d'entreprendre une
thérapie alternative.
commencer un nouveau traitement, y compris des thérapies
alternatives.

En outre, il est essentiel de trouver un praticien qualifié et
expérimenté dans la modalité choisie. Un praticien qualifié
peut évaluer vos besoins individuels et adapter le plan de
traitement en conséquence.

Une approche personnalisée

Le chemin vers l'équilibre hormonal est unique pour chaque
individu. L'exploration des thérapies alternatives peut être

un moyen puissant de se responsabiliser et d'améliorer son bien-être général. Cependant, il est essentiel de trouver les approches qui vous conviennent le mieux.
qui vous correspondent et qui complètent votre stratégie globale en matière de santé.

N'oubliez pas que l'intégration des thérapies alternatives à la médecine conventionnelle, sous la direction d'un professionnel de la santé, peut créer une approche globale qui
soutient votre santé physique et émotionnelle.

Trouver la force dans la connexion

L'exploration de votre paysage hormonal peut s'avérer difficile, mais elle ne doit pas se faire en solitaire. Tout comme vous avez appris comment les choix de mode de vie, l'alimentation et la gestion du stress peuvent avoir un impact significatif sur votre équilibre hormonal, il est tout aussi crucial de cultiver une communauté de soutien qui peut vous aider dans cette voie.

Imaginez le confort de partager vos expériences, vos angoisses et vos victoires avec d'autres personnes qui comprennent les subtilités des changements hormonaux et les montagnes russes émotionnelles qu'ils entraînent souvent. Vous n'êtes pas seule dans cette aventure. D'innombrables femmes
font face à des défis similaires, et le fait d'entrer en contact avec eux peut leur apporter un soutien inestimable, des encouragements et un sentiment de compréhension partagée.

Voici quelques moyens de créer une communauté de soutien qui vous donne les moyens d'agir dans votre parcours hormonal :

Rejoindre des groupes de soutien : Recherchez des groupes de soutien locaux ou en ligne axés sur des problèmes hormonaux spécifiques, comme la ménopause, le SOPK ou l'endométriose. Ces groupes offrent un espace sûr pour partager vos expériences, poser des questions et apprendre des autres qui ont vécu des situations similaires. La sagesse collective et l'empathie de ces
Les communautés peuvent être incroyablement stimulantes, car elles vous rappellent que vous n'êtes pas seul dans vos difficultés.

Communautés et forums en ligne : Internet offre un vaste réseau de communautés et de forums en ligne consacrés à la santé des femmes, en particulier celles qui sont confrontées à des problèmes hormonaux. Vous pouvez trouver des forums, des groupes de médias sociaux et des plateformes en ligne où les femmes partagent leurs histoires, leurs conseils et leurs expériences.

des ressources. Ces espaces virtuels offrent un moyen pratique d'entrer en contact avec d'autres personnes, de poser des questions et d'accéder à une mine d'informations provenant d'une communauté mondiale.

Se rapprocher de ses amis et de sa famille : Même si les membres de votre entourage immédiat n'ont pas tous une expérience personnelle des problèmes hormonaux, le fait de s'adresser à des amis et à des membres de la famille en qui vous avez confiance peut néanmoins vous apporter un soutien précieux. Le fait de partager vos expériences avec des personnes en qui vous avez confiance peut créer un espace sûr pour une communication ouverte et un soutien émotionnel.

Recherche de conseils professionnels : Ne sous-estimez pas la valeur de l'aide professionnelle d'un thérapeute, d'un conseiller ou d'un animateur de groupe de soutien. Ces professionnels offrent un espace sans jugement pour explorer vos émotions,
Il peut vous fournir des outils et des stratégies pour gérer votre bien-être mental et émotionnel pendant que vous traversez les changements hormonaux.

Voici quelques conseils pratiques pour trouver des communautés de soutien et entrer en contact avec elles :

Commencez par votre communauté locale : Renseignez-vous auprès de la bibliothèque, du centre communautaire ou de l'hôpital de votre région pour connaître les groupes de soutien ou les ateliers relatifs à la santé des femmes et aux changements hormonaux.

Explorez les ressources en ligne : Recherchez des forums en ligne, des groupes Facebook ou des sites web consacrés à la santé des femmes, à des troubles hormonaux spécifiques ou à des étapes particulières de la vie, comme la ménopause ou la périménopause.

Contactez votre prestataire de soins de santé : Votre médecin ou gynécologue peut vous recommander des groupes de soutien locaux ou des ressources en ligne adaptés à vos besoins spécifiques.

Envisagez de vous inscrire à un cours ou à un groupe de fitness : L'activité physique peut être bénéfique pour l'équilibre hormonal et peut également créer un sentiment de bien-être.
des possibilités de connexion et de soutien.

Entrez en contact avec des amies qui ont vécu des expériences similaires : Tendez la main à des amies qui ont connu des problèmes hormonaux similaires, partagez vos expériences et offrez-vous un soutien mutuel.

Le pouvoir de la connexion

Le pouvoir des liens ne doit pas être sous-estimé. La création d'une communauté de soutien peut vous donner un sentiment d'appartenance, réduire le sentiment d'isolement et vous offrir une aide précieuse.
un encouragement inestimable pour faire face aux défis émotionnels et physiques qui accompagnent les fluctuations hormonales.
Rappelez-vous que vous n'êtes pas seul dans cette aventure et qu'en tendant la main et en vous mettant en relation avec d'autres personnes, vous pouvez puiser dans une puissante source de soutien et de résilience.

Tout au long de votre parcours hormonal, n'oubliez pas que les connaissances que vous avez acquises, les choix de mode de vie que vous avez faits et la communauté de soutien que vous avez créée sont autant d'éléments qui vous aideront à faire face à vos problèmes hormonaux.
contribuent à votre bien-être général. Profitez du pouvoir de la connexion, appuyez-vous sur le soutien d'autrui et continuez à donnez la priorité à votre santé et à votre bonheur.

L'autonomisation

Alors que vous vous apprêtez à comprendre votre santé hormonale, rappelez-vous que la connaissance est un pouvoir. Vous n'êtes pas un passager passif dans votre propre corps ; vous êtes le
Le médecin est le capitaine de votre navire hormonal, qu'il dirige vers une destination de bien-être vibrant. Ce voyage est unique pour vous, façonné par vos expériences individuelles, votre génétique et votre mode de vie.

Adoptez le pouvoir de la conscience de soi. Écoutez votre corps, apprenez son langage et reconnaissez les signaux subtils qu'il vous envoie.
Tenez un journal pour noter votre humeur, votre niveau d'énergie, vos habitudes de sommeil et tout autre changement notable. Prêtez attention à votre cycle menstruel et notez les irrégularités ou les symptômes inhabituels. En devenant plus à l'écoute des signaux de votre corps, vous pouvez obtenir des informations précieuses sur votre paysage hormonal.

Demandez conseil à un professionnel. Un professionnel de la santé, tel que votre gynécologue ou votre endocrinologue, peut vous fournir des conseils et un soutien personnalisés. N'hésitez pas à poser des questions, à exprimer vos inquiétudes et à demander des éclaircissements sur les déséquilibres hormonaux dont vous pourriez souffrir. Une communication ouverte est essentielle pour établir un partenariat avec votre équipe soignante et vous assurer de recevoir les meilleurs soins possibles.
soins possibles.

Jouez un rôle actif dans la gestion de votre santé hormonale. Faites des choix éclairés en matière d'alimentation, d'exercice, de gestion du stress et d'habitudes de sommeil. Explorez les approches naturelles qui vous conviennent, telles que l'intégration d'aliments respectueux des hormones dans votre régime alimentaire, la pratique d'une activité physique régulière et l'utilisation de techniques de réduction du stress.

N'oubliez pas que votre parcours hormonal est une aventure qui dure toute la vie. Il y aura des hauts et des bas, des moments de défi et des périodes de croissance. Mais avec les connaissances, le soutien et l'engagement nécessaires, vous pouvez naviguer dans cette aventure avec grâce, résilience et une compréhension profonde de l'étonnante symphonie d'hormones qui fait de vous une personne unique.

Accueillez le pouvoir qui est en vous et lancez-vous dans cette exploration passionnante de votre bien-être hormonal !

Remerciements

L'écriture de ce livre a été un voyage de passion et d'objectif, et je suis profondément reconnaissante aux nombreuses personnes qui m'ont soutenue tout au long de ce parcours.

Tout d'abord, je tiens à remercier chaleureusement les femmes qui ont partagé leurs histoires, leurs points de vue et leurs expériences. Votre courage et votre vulnérabilité ont inspiré ce livre et fourni des perspectives précieuses qui en enrichissent le contenu.

À ma famille et à mes amis, je vous remercie pour votre amour indéfectible, votre patience et votre compréhension tout au long du processus d'écriture. Votre soutien a été ma source de force constante.

Enfin, je dédie ce livre à toutes les femmes qui cherchent à comprendre leur corps, à gérer les changements hormonaux et à s'épanouir.
embrasser une vie de santé et de bien-être optimaux. Puisse ce livre vous donner les moyens d'accomplir votre voyage unique.

Annexe

Cette annexe fournit des ressources et des informations supplémentaires pour compléter le contenu de ce livre.

A.1. Guide des tests hormonaux : Cette section présente les différents types de tests hormonaux disponibles, notamment les tests sanguins, les tests urinaires et les tests salivaires. Elle fournit des informations sur la manière de se préparer à un test, sur les résultats à attendre et sur la manière d'interpréter les résultats.

A.2. Recettes favorables aux hormones : Cette section propose une collection de recettes délicieuses et nutritives conçues pour favoriser l'équilibre hormonal. Elle propose des recettes pour le petit-déjeuner, le déjeuner, le dîner et les en-cas, en mettant l'accent sur les ingrédients qui favorisent l'harmonie hormonale.

A.3. Techniques de gestion du stress : Cette section donne un aperçu complet des techniques de gestion du stress, y compris la pleine conscience, la méditation, les exercices de respiration profonde, le yoga et l'aromathérapie. Il propose des conseils pratiques et des stratégies pour intégrer ces techniques dans la vie quotidienne.

A.4. Glossaire : Cette section définit les principaux termes et concepts liés aux hormones et à la santé des femmes, et constitue une référence utile pour comprendre le contenu de l'ouvrage.

A.5. Lectures recommandées : Cette section présente une liste de livres, d'articles et de sites web supplémentaires qui offrent des informations complémentaires sur les hormones féminines, la santé et le bien-être, et d'autres sujets connexes.

Glossaire

Androgène : Hormone sexuelle masculine, principalement la testostérone, qui joue un rôle dans la santé féminine, notamment la densité osseuse, la masse musculaire et la libido.

L'œstrogène : Hormone sexuelle féminine qui joue un rôle crucial dans la régulation du cycle menstruel, la santé reproductive et la santé osseuse, l'humeur et la peau.

Système endocrinien : Réseau de glandes qui produisent et libèrent des hormones dans la circulation sanguine pour réguler diverses fonctions corporelles.

Hormone : Un messager chimique produit par des glandes qui se déplace dans la circulation sanguine vers des cellules et des tissus cibles, influençant ainsi divers processus corporels.

Déséquilibre hormonal : Perturbation de l'équilibre normal des hormones dans l'organisme, entraînant souvent divers symptômes et problèmes de santé.

Ménopause : L'arrêt naturel des menstruations, qui marque la fin des années de reproduction d'une femme, se caractérise par des changements hormonaux.

Périménopause : Période de transition précédant la ménopause, marquée par des fluctuations des taux d'hormones et divers symptômes.

Progestérone : Hormone sexuelle féminine qui joue un rôle clé dans la régulation du cycle menstruel, le soutien à la grossesse et l'influence sur l'humeur et le sommeil.

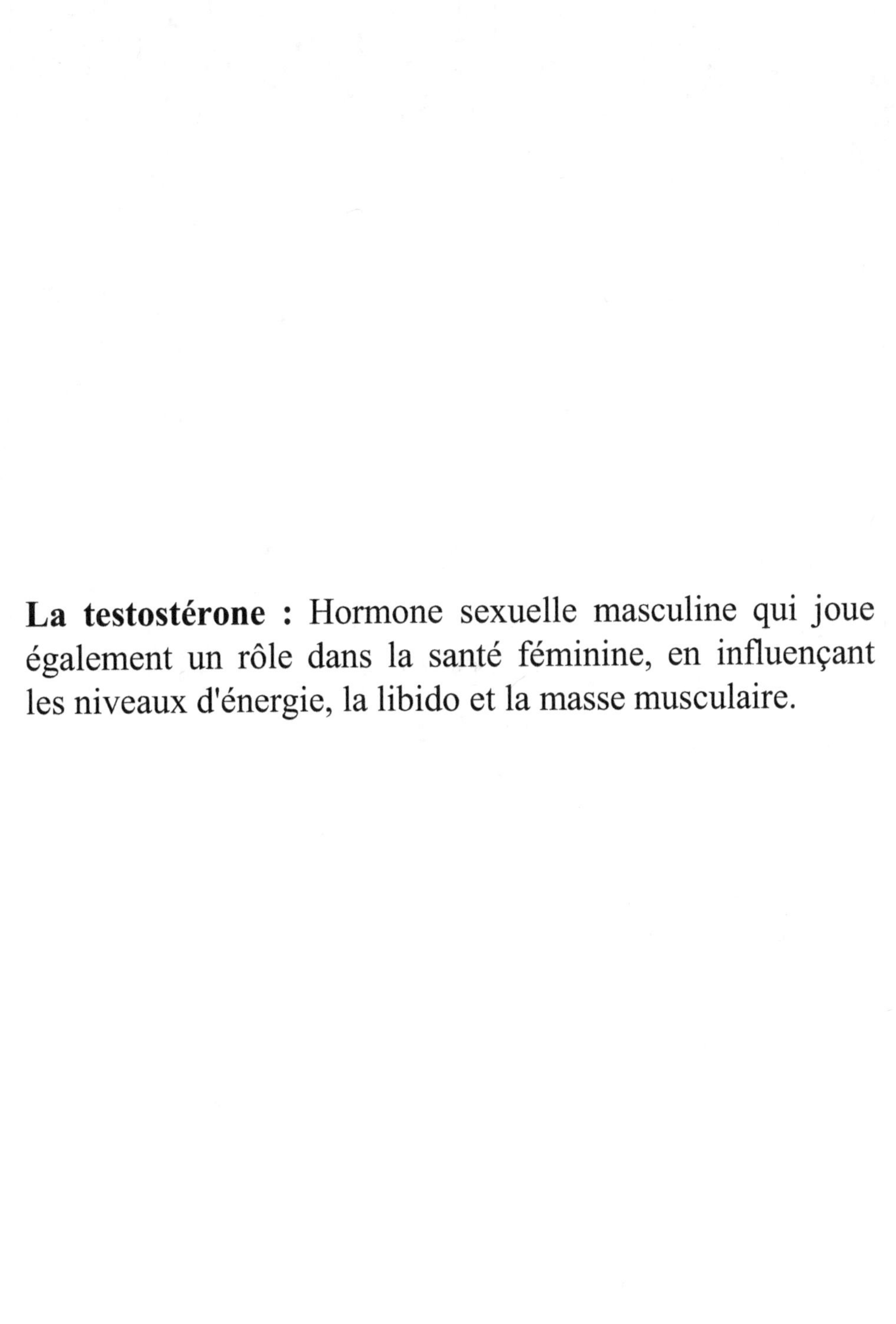

La testostérone : Hormone sexuelle masculine qui joue également un rôle dans la santé féminine, en influençant les niveaux d'énergie, la libido et la masse musculaire.

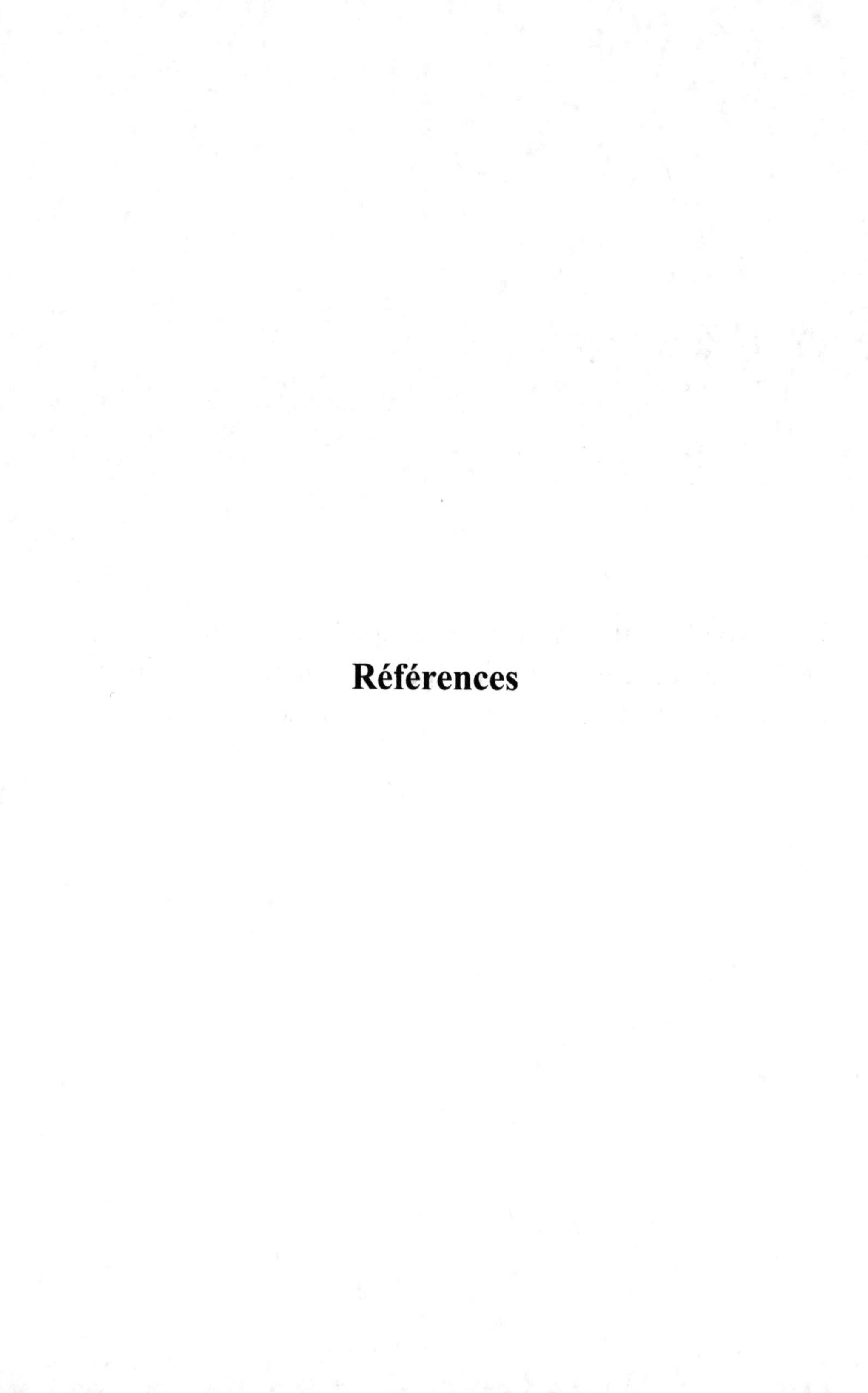
Références

Biographie de l'auteur